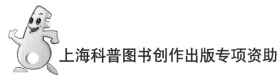

上海科普图书创作出版专项资助

享受健康人生
图说帕金森病和老年性痴呆

ENJOY YOUR HEALTHY LIFE

主　编——陈生弟　王　刚
副主编——王　瑛

U0195895

S
上海科学技术文献出版社
Shanghai Scientific and Technological Literature Press

图书在版编目（CIP）数据

享受健康人生：图说帕金森病和老年性痴呆/陈生弟,王刚主编.
—上海：上海科学技术文献出版社，2017
ISBN 978-7-5439-7589-7

Ⅰ.①享… Ⅱ.①陈…②王… Ⅲ.①帕金森综合征—防治—
图解②老年痴呆症—防治—图解 Ⅳ.① R742.5-64 ② R592-64

中国版本图书馆 CIP 数据核字（2017）第 261747 号

策划编辑：张科意
责任编辑：张 军 张科意
版式设计：张科意
绘　　画：杜建国
封面设计：杜建国 徐 炜

享受健康人生：图说帕金森病和老年性痴呆
主编 陈生弟 王 刚 副主编 王 瑛
出版发行 上海科学技术文献出版社
地　　址：上海市长乐路 746 号
邮政编码：200040
经　　销：全国新华书店
印　　刷：昆山市亭林印刷有限责任公司
开　　本：740×970 1/16
印　　张：11.5
版　　次：2018 年 1 月第 1 版 2018 年 1 月第 1 次印刷
书　　号：ISBN 978-7-5439-7589-7
定　　价：58.00 元
http://www.sstlp.com

享受健康人生

——图说帕金森病和老年性痴呆

主　　编　　陈生弟　　　王　刚

副 主 编　　王　瑛

编 委 会　（按拼音字母顺序排列）

陈生弟　　　邓钰蕾　　　刘卫国　　　任汝静

孙伯民　　　王　刚　　　王　瑛　　　谢　青

叶　民　　　杨　卉　　　桂雅星　　　杨红旗

张　璟　　　张科意　　　祖衡兵

策划编辑　　张科意

责任绘图　　杜建国

责任绘色　　赵文元

版式设计　　张科意

封面设计　　杜建国　徐　炜

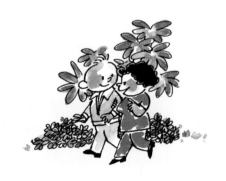

陈生弟 医学博士。二级教授、主任医师、博士生导师。现任上海交通大学医学院（原上海第二医科大学）附属瑞金医院神经科及老年科科主任、临床医学院神经病学教研室主任、上海交通大学医学院神经病学研究所所长。曾先后以博士后、访问学者、客座教授身份在美国休斯顿贝勒医学院从事课题研究及临床进修。现任国际运动障碍学会（MDS）执行委员会委员、国际神经病学联盟帕金森病研究委员会执行委员会委员、中国医师协会神经内科医

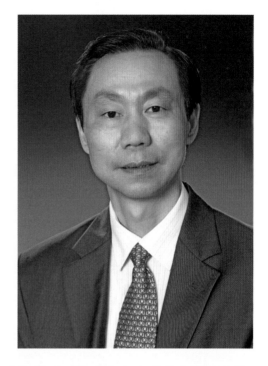

师分会及老年医学科医师分会副会长、帕金森病及运动障碍病专业委员会主任委员、中国神经科学学会副理事长兼神经退行性疾病分会主任委员、第八届国家药典委员会医学专业组委员等职；曾任国际运动障碍学会亚太地区执行委员会委员、中华医学会神经病学分会副主任委员、帕金森病及运动障碍学组组长；担任国际《Translational neurodegeneration》杂志主编、《中华神经科杂志》副总编辑及其他28本杂志的副主编、常务编委或编委，全国五一劳动奖章获得者。自1978年以来在上海瑞金医院神经科从事医教研工作，在帕金森病及其他运动障碍、阿尔茨海默病及其他痴呆等神经变性疾病的临床与基础研究取得骄人成就，是该领域的著名专家学者。主持或参加多项国家科技部"973"计划、"863"计划及国家自然科学基金40余项；获得国家和省部级科技进步奖29项。在国内外发表论文、述评、专家论坛和综述600多篇，其中发表SCI论著190余篇。主编、主译10部和参编20部教材和专著。

主编简介

1

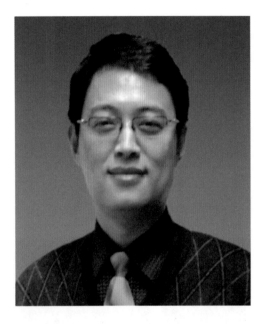

王刚 医学博士。现为上海交通大学医学院附属瑞金医院神经内科副主任医师、副教授、硕士生导师。2006毕业于上海交通大学医学院（原上海第二医科大学）神经病学专业获博士学位；曾先后赴加拿大多伦多大学医学院运动障碍病中心和美国埃默里大学医学院神经变性疾病中心从事临床进修和博士后研究。现任中国医师协会神经内科分会青年委员会副主任委员、中国老年医学会认知障碍分会青年委员会副主任委员，曾获上海市曙光学者，中国杰出神经内科青年医师等荣誉，长期从事以阿尔茨海默病和帕金森病为代表的神经变性病的临床实践与应用研究，擅长运动障碍和认知障碍的诊治，参与执笔撰写了国内首个《记忆门诊标准操作规程》和《中国认知障碍患者照料管理专家共识》，主持研发了国内首款《认知功能障碍筛查用ASR语音识别软件》（获得国家版权中心软件著作权）；迄今发表SCI论文70余篇；获省部级科研奖励5项，主编（译）及共同主编出版以《痴呆及认知障碍神经心理测评量表手册》、《帕金森病》为代表的专著3本。在医教研工作之余，创办并担任科普刊物《瑞健帕金森病友》执行主编，并在《健康报》《文汇报》等国内知名媒体发表30余篇科普论文，开展了系列卓有成效的科普宣教工作。

序

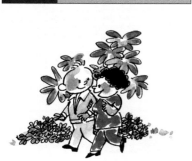

2001 年我国正式跨入老龄化社会的门槛，随着我国老龄化人口的总量和比例逐渐呈现出快速增长的趋势，由此而带来的医疗保健、社会福利等方面的问题也日益显现和紧迫。无论是"现代病"还是"银发浪潮"，其直接后果之一，就是以运动障碍为主要表现的帕金森病和以智能障碍为主要表现的痴呆，发病率、患病率，以及死亡率都进入了前所未有的"增长期"，成为严重影响人类健康的重大神经系统疾病。以痴呆为例，近期国际阿尔茨海默病协会（Alzheimer's Association，AA）发布的数字显示，在严重危害人类健康的心脏病、糖尿病、脑梗死、前列腺癌的死亡率纷纷下降之时，痴呆的死亡率却继续上升，全球平均每 4 秒就新增一例痴呆患者，与痴呆有关的费用支出高达数千亿美元。因此，以帕金森病和痴呆为代表的神经退行性疾病所带来的疾病经济负担不仅事关患者亲属及家庭，而且给整个社会乃至一个国家的发展带来了难以估量的深刻影响，必须引起全社会的高度重视。

流行病学调查发现，帕金森病在我国 65 岁以上人群的患病率约为 1.7%，而痴呆（AD）在 65 岁以上人群的患病率在 3% ~ 4%，保守估计，中国目前现有帕金森病患者 300 万，痴呆患者 1 000 万，并呈迅速增加的趋势，预计 2020 年将超过 2 000 万。从人口统计学看，中国神经退行性疾病的直接受累人口数（患者）和间接受累人口数（患者亲属）巨大，已构成了一个特殊的社会群体。

从社会经济学的角度分析，由于神经退行性疾病自身的特点而导致治疗的长期性，以及引起费用支出的长期性，使医疗保健费用（治疗康复费用）和患病个体劳动损失费用，占到个人家庭收入的比重较高，并且呈逐年增加的趋势，已对患病居民可支配收入和生活质量产生明显影响，对个人、社会和国家而言是沉重的经济负担。

　　然而，目前对于以帕金森病和痴呆为代表的神经退行性疾病引发社会及医疗问题的潜在危险还未引起人们足够的重视，尤其是老年痴呆，还被相当一部人认为是正常老化而忽视就医，失去早期干预的良机。同时一旦家属罹患上述疾病，子女甚至亲人常常无法正确认识和护理，给家庭和社会带来了长期的沉重负担。因此，在普通人群及患者和家属中普及上述疾病的科学知识，传播正确的科学理念，显得尤为重要，必将促进全社会对帕金森病和痴呆疾病的正确认识和理解。

　　有鉴于此，在上海科学技术文献出版社的鼎力支持下，上海瑞金医院神经科组织编写了原创性的科普专著《享受健康人生——图说帕金森病和老年性痴呆》，旨在将有关医学知识通俗化、科普化，使大众更好地了解相关疾病的危害性、诊断知识和防治措施，从而形成一个共同的疾病预防体系，成为一本"健康课堂"的教科书，并为基层医务工作者提供参考和借鉴。

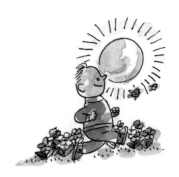

上海交通大学医学院附属
瑞金医院神经内科
陈生弟　王　刚
2017年7月28日

帕金森病和老年性痴呆,在我们的耳边、眼前出现的频率越来越高,包括美国前总统里根、"铁娘子"撒切尔夫人、"一代拳王"阿里、"中东枭雄"阿拉法特、教皇保罗二世在内的诸多大众耳熟能详的名字都曾与帕金森病、痴呆息息相关,可是您了解帕金森病和痴呆吗?一旦不幸罹患上帕金森病或痴呆,您又知道如何求诊和配合医生进行治疗吗?难道人老了就一定要老糊涂吗?诸如此类问题、疑惑,希望在这本凝聚了众多医学专家和医学科普编辑、画家近10年心血而完成的图说科普书中找到答案!

前言

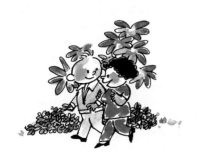

同高血压病、糖尿病一样,帕金森病和痴呆就目前来说,还无法根治,但通过早期诊断和早期干预是可能得到有效控制的,并保持相对正常的生活质量,患者的寿命也基本与正常人接近或相同。

近年来帕金森病和痴呆患者不仅累及老年人群,而且还出现了逐渐年轻化的趋势,已经形成了一个较庞大的社会特殊群体,对社会和家庭产生了严重的影响;用于诊疗的保健费用和因疾病导致的劳动损失费也呈逐年增加的趋势,给患者和家庭,乃至全社会带来了沉重的负担。然而,普通大众乃至患者还对帕金森病、痴呆不甚了解,甚至还存在种种的认知误区,认为只要是病就应该能治好,同时一些患者和家属对于帕金森病、痴呆的危害性还缺乏应有的认识,或过于乐观,或讳疾忌医,认为人老了就应该糊涂和迟缓;而一旦不幸患病后,又往往不知所措、甚至会病急乱投医,轻信虚假广告伪科学的宣传,误入歧途,导致人财两空。所有这一切都使得目前在全社会广泛开展对帕金森病、老年性痴呆为代表的神经退行性疾病的科普宣传教育成为当务之急。近年来,在临床实践工作及与患者、家属的交流中也深感在帕金森病、痴呆患者和家属,甚至普通大众中宣传普及帕金森病、痴呆科普知识的迫切性和重要性,大众早年树立良好的学习预防意识,晚年远离帕金森病和痴呆;早期发现和诊断帕金森病和痴呆,晚期避免生活质量的全面下降。

上海交通大学医学院附属瑞金医院神经内科,经过近30多年的发展和前后几代专家的不懈努力,在以帕金森病和痴呆为代表的神经退行性疾病的基础研究和临床诊治上,取得国内外同行认可的显著成绩,尤其是在规范化诊断治疗上代表了目前国内的较高水平。防病于未然,以此为宗旨,我们组织了神经内科及相关科室的部分教授、博士编写这本科普指南书,较为系统介绍了帕金森病、痴呆的基础知识、诊断、药物及手术治疗、家庭康复治疗,以及最新治疗进展等内容,希望能够给患者及家属带来一些力所能及的帮助,使他们能够更加充满信心,勇于面对顽疾,快乐而健康的生活;希望本书能成为中国帕金森病和痴呆科普宣教系列中的一块引玉之石,播撒关爱,成就健康。同时,期望对工作在基层尤其是社区医疗机构的全科医生起到一定的指导和帮助作用。

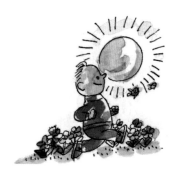

本书的出版得到:上海交通大学医学院附属瑞金医院神经内科、神经病学研究所、运动障碍疾病研究中心、阿尔茨海默病研究中心从事医疗、科研、宣教、护理人员的大力支持和参与;本书得到上海市科学技术协会,上海市科普作家协会的支持,获得了"上海市科普创作出版专项基金"的资助;本书也得到上海科学技术文献出版社编审张科意老师和张军编辑的支持和帮助,尤其是策划编辑张科意老师不辞劳苦,在本书启动过程中与主编人员几易其稿,

精心组织、严谨审核，"小兔非非"的爸爸——漫画家杜建国老师也为本书花费了宝贵心血，绘制了形神兼备的插图。对以上人员的工作和支持在此深表谢意。

在本书的两部分篇首扉页中，主编之一王刚博士谨以两首原创的小诗《我》《您》来表达编者的这种心情，献给广大的帕金森病及痴呆患者和家属。

由于科普书的编写不同于其他专著，特别是医学科普专著编写难度大，既要体现通俗易懂，又要严守科学性，且时效性特点明显，对于书中可能出现的不足之处，因限于水平恐在所难免，敬请各位读者指正，以便今后加以修订，以期日臻完善，无限致谢。

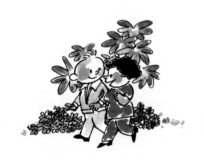

编　者

2017年7月30日

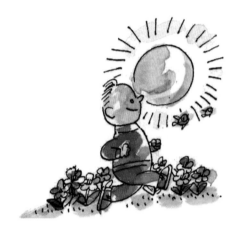

目录

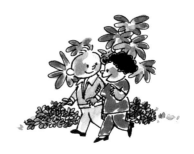

序
前言
引言

第一部分　帕金森病

第二部分 痴呆

第一章 痴呆概述

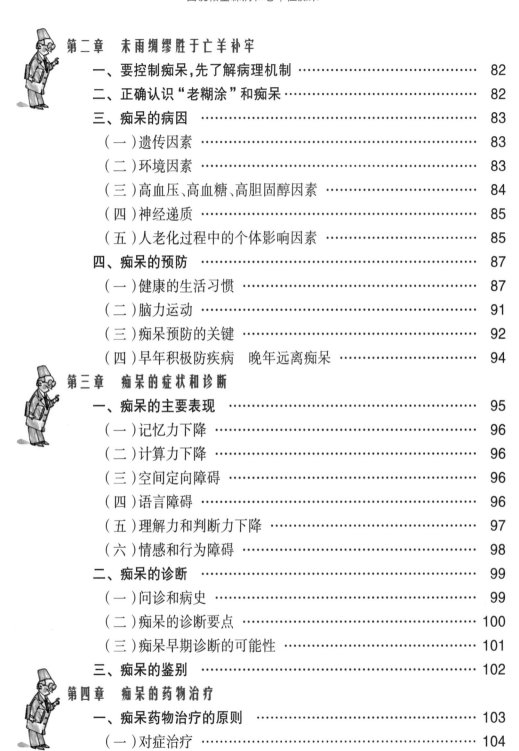

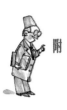

引言

人们所知的大脑

顶叶 接受对侧身体的感觉,也负责一些高级感觉,还参与计算、阅读和书写的部分功能。

额叶 运动控制,情感,抽象思维,逻辑思维,部分的语言功能,胃肠道和膀胱控制等。

枕叶 视觉中枢,左侧枕叶是右侧视野的中枢,右侧枕叶是左侧视野的中枢。

颞叶 听觉中枢,参与学习记忆,其中的海马结构是学习记忆的重要剖基础,海马萎缩是痴呆最重要的影像学标志。

小脑 连接着脑干和脊髓,主要控制肌肉的精细运动和平衡。

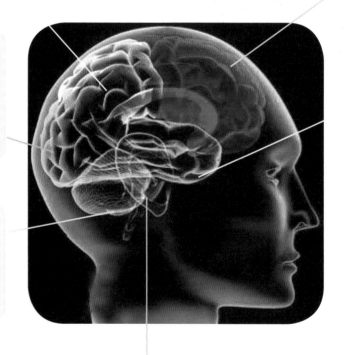

脑干包括中脑,桥脑和延髓。脑干是脊髓和大脑之间的连接线,是颅神经的中枢,大脑控制全身活动的神经传导基本上都要通过脑干,脑干还控制呼吸、循环、意识等重要活动。中脑黑质部位的病变是导致帕金森病的原因。

神经系统疾病阻碍人体健康

本书主要叙述近年来越来越常见的,以帕金森病为主的运动障碍疾病、以阿尔茨海默病为主的痴呆的病因、诊断和防治的最新进展和动态介绍。

帕金森病——尽早诊治,让生命不再颤抖

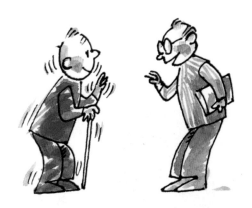

帕金森病:尽早诊治,让生命不再颤抖

不知从哪一天开始,身边人的手指出现了不由自主的震颤。一段时间后,这种震颤便慢慢地扩展到整只手,接着再蔓延到左下肢、右侧上肢和下肢……发作时,肢体变得不听使唤。同时,反应也变得越来越迟钝,动作变得越来越缓慢,脸部表情看上去越来越僵硬,难以分辨喜怒哀乐……

近年,帕金森病已是一种在中、老年人中较为常见的慢性进行性神经系统退行性疾病。在患者的大脑中,缺乏一种叫多巴胺的化学物质,致使神经控制命令不能正确传达,就会出现手脚不听话的现象。

相对于阿尔茨海默病,帕金森病在老百姓中的知晓率也不低。据统计,在中国65岁以上的人群中,帕金森病的患病率几近2%,与欧美发达国家持平。现在,中国约有300万人患上帕金森病,而且还以每年近10万新发病例的速度在增长。

帕金森病与阿尔茨海默病不同,它的主要症状不是记忆或认知方面的问题,而是运动功能受累。帕金森病早期治疗可以积极延缓病情的发展,使患者在几年至十几年中保持生活自理能力。如果患者或是身边的亲友,能早期识别这些症状,尽早确诊并让患者接受正规的药物治疗,就可延缓疾病的进程,患者的生活质量也将大幅提高。

痴呆——别轻视"老糊涂"

人们常常认为,年龄是导致糊涂的原因,衰老的同时必然会伴着"老糊涂",然而事实并非如此。"难得糊涂"是一种人生智慧,但"常犯糊涂"却很可能是一种疾病,也就是医学上所谓的"痴呆"。

随着年龄的增长和老化,老人记性变差确是常见现象,然而当老人季节不分,时辰不知,家人的名字不晓,忘了回家的路;刚刚对他说的话,转瞬即忘,常常答非所问时,要警惕"痴呆"是否已经悄然来袭。

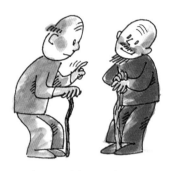

"阿尔茨海默病"是最常见的老年痴呆类型。据统计,全世界目前有近上千万人正备受这种疾病的煎熬,在60岁以上人群中,年龄每增加5岁,患病的风险就增加将近2倍,它已经成为21世纪威胁人类健康的最严重疾病之

痴呆:别轻视"老糊涂"

一。因此,阐明以阿尔茨海默病为代表的痴呆疾病的发病机制,了解药物的治疗效果将是关乎生命的重要课题。

中风——预防"三高"

在神经科疾病中,人们最熟悉的莫过于脑血管疾病了,"中风"一词家喻户晓,可见其发病的普遍性和常见性。

"中风"在医学上称为"卒中""脑血管意外",它"病来如山倒,病去如抽丝",常常睡前还是行动自如,醒后却半身不遂;往往前一分钟还怒发冲冠,后一分钟却人事不省。

而实际上它的发生很大程度上是因为患者平时无视"高血

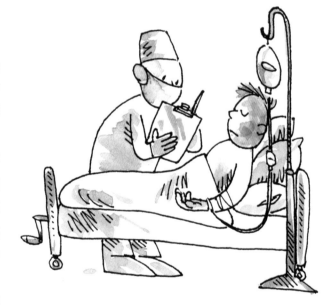

中风:预防"三高"

糖""高血压""高血脂",时有"吞云吐雾,人生难得几回醉",然而"蝼蚁之穴、溃堤千里"。而脑血管病危险因素与帕金森病和痴呆都密切相关。

除了平时注重防微杜渐外,当疾病发生时还需及时就医、及早规范治疗。总之,更精确地剖析脑缺血和脑出血的发生机制、更科学地应用药物,是防治疾病的关键。

《我》

我颤抖,并非我恐惧;
我缓行,并非我彷徨;
面对疾病,我坦然;
面对生活,我微笑;
面对世界,我依然拥有明天!

作者:王刚

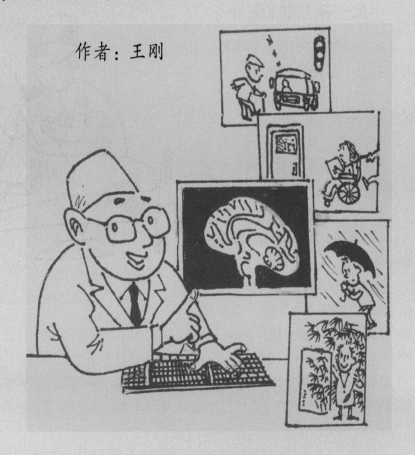

第一部分

帕金森病

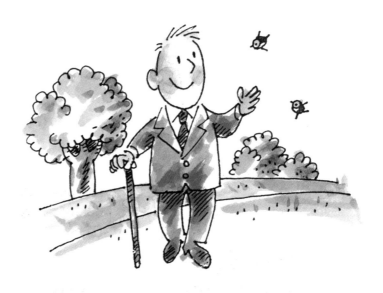

　　作为一种常见的中枢神经系统退行性疾病。帕金森病已成为仅次于脑血管病的神经系统常见致残性疾病之一。因此早期预防、早期干预帕金森病显得极为重要。

第一章

帕 金 森 病 的 基 本 知 识

一、帕金森病命名的由来

　　帕金森病，又称"震颤麻痹"，是中老年人好发的运动障碍疾病。英国医师詹姆士・帕金森（James Parkinson）于1817年首先报道，最主要表现为肢体震颤（抖动）、运动迟缓（少动）。马休・豪（Marshall Hall）医师于1841年将此组疾病命名为"震颤麻痹"。此后，法国神经病学家夏科（J.M. Charcot）等，又补充了肢体强直、姿势不稳等体征，为了纪念帕金森医师，改称为"帕金森病（Parkinson's disease, PD）"。

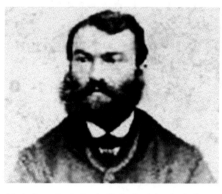

帕金森医师和他的著作《震颤麻痹》

二、帕金森病和帕金森综合征

（一）帕金森病定义

帕金森病为中枢神经系统退行性疾病，以大脑黑质多巴胺（DA）能神经元变性死亡，细胞内出现特殊的路易（Lewy）小体为病理特征，逐渐出现以震颤、强直和运动减少、步态异常为主要特征的临床表现。

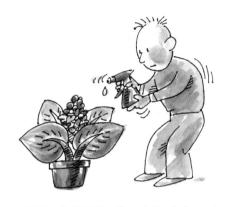

（二）帕金森病的全面概述

帕金森病是一种慢性疾病,它的运动症状通过抗帕金森药物治疗能得到改善,但非运动症状往往不会随之明显改善,从而成为影响患者生活质量的重要原因。心理方面可以表现为情绪低落,做事不主动,心境总是不好,并伴有睡眠障碍;感觉方面可有如下变化:肢体麻木,静坐不能,嗅觉损害等;

逐渐出现以震颤、强直和运动减少、步态异常为主要特征的临床表现

还有一些自主神经系统受累情况,表现为直立性低血压,例如经常头晕;性功能减退;胃肠道功能受损,例如腹胀、便秘;膀胱功能障碍,如尿频、夜尿增多;体温调节障碍,感觉忽冷忽热;脂溢性皮炎,体重减轻等。

（三）帕金森综合征

广义上讲,帕金森综合征是包括原发性帕金森病在内的一大类锥体外系疾病;狭义上讲,帕金森综合征专指帕金森病以外的一组由各种原因引起的类似帕金森病症状和体征的疾病。

知识点：什么叫帕金森综合征?

帕金森综合征又名震颤麻痹综合征,可由多种疾病引起,是一种临床综合征,表现为震颤、运动迟缓、肌强直和姿势不稳等主要症状。除了帕金森病占所有病例的80%以外,有明确病因的称为继发性帕金森综合征,约占所有病例的7%;与遗传因素相关者称为遗传变性性帕金森综合征,约占所有病例的1%;而在多系统萎缩基础上尚有其他中枢神经系统多种病变者,称为帕金森叠加综合征,约占所有病例的12%。

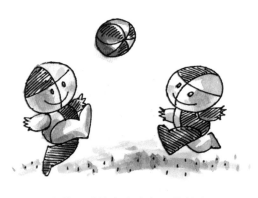

人体运动是由大脑交叉控制的

三、大脑如何指挥人体运动

人体运动是由大脑交叉控制的,即左半侧大脑支配右半侧人体。每一个微小的动作都由大脑的多个不同部位自动参与,包括采集信息、识别处理、反馈指令和完成动作。

例如,运动时,大脑首先要收集人体内部和外部的信息,而后汇聚到大脑一个叫纹状体的区域,纹状体再与脑的其他部位(包括中脑的黑质)共同协作,发出平衡和协调人体运动的指令,这些指令由大脑传至脊髓,经神经纤维一路传达到肌肉,人体便能自如运动或静止。

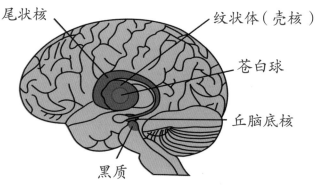

尾状核　　　　　　　　　　纹状体(壳核)

苍白球

丘脑底核

黑质

由大脑采集信息至支配人体运动和静止的关键结构

知识点:基底神经核的组成

基底神经核(又称基底节)是位于大脑半球白质、脑干之上的一群神经核,主要由尾状核、壳核和苍白球所组成,在大脑皮质的控制下起一定的运动调节功能。组成基底节的主要结构为纹状体,是一些灰质团块,借内囊与其内侧面的丘脑、丘脑底核和黑质分开。

基底核功能失调除能够导致随意运动障碍外,常能引起多种不随意运动。帕金森病的发生就和基底节的病变有着密切的关系。

多巴胺和乙酰胆碱是大脑纹状体内两种重要的神经递质,维持两者之间的平衡对于基底节环路活动起着重要的调节作用。

脑内多巴胺递质通路主要为黑质—纹状体通路。

帕金森病时,黑质多巴胺能神经元变性、缺失,纹状体多巴胺含量降低(超过80%),致使乙酰胆碱系统功能相对亢进,因而肌张力增高,运动减少。

近年发现,在中脑—边缘系统和中脑—皮质系统多巴胺含量也显著减少,这可能与智能减退、行为情感异常、言语错乱等高级神经活动障碍有关。

四、神经递质——多巴胺和乙酰胆碱

(一)什么是神经递质

"神经递质"是医学上的专用名词,可以形象地比喻为在河岸边,通过摆渡船沟通两岸的渡船,渡船载着摆渡的路人,就像大脑发出传递信号的指令,把一个个独立的神经元联系起来,通过神经元间的间隙传递信息。神经元之间的间隙医学上称为"突触"。

(二)多巴胺和乙酰胆碱的作用

1. 多巴胺

多巴胺是多种神经递质中的一种,与帕金森病关系最密切。多巴胺由中脑黑质部位神经元(称为"多巴胺能神经元")制造,它们的任务是在突触内神经元之间传递指令(路人),靠多巴胺这条"船"奔走突触前膜(前神经元)与突触后膜(后神经元)之间来进行,激活下一个神经元,从而不间断地将信号指令传下去。

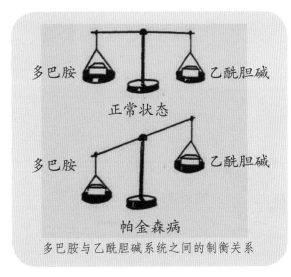

多巴胺与乙酰胆碱系统之间的制衡关系

2. 乙酰胆碱

乙酰胆碱是另一种调节身体运动的神经递质,正常情况下它与多巴胺互相制衡处于一种动态平衡状态。

神经元和突触

脑中的黑质多巴胺能神经元大量坏死,多巴胺水平降低,而乙酰胆碱水平仍保持原有"正常"水平,此时,多巴胺系统和乙酰胆碱系统之间原有平衡被破坏,影响系统运动的连续和流畅。一旦脑中多巴胺水平降低至正常的20%时,肢体僵硬抖动等症状随之出现。帕金森病就发生了。

帕金森病的神经病理改变

帕金森病是由于大脑黑质多巴胺能神经元明显减少,以致纹状体缺乏多巴胺而引起锥体外系功能异常。

帕金森病最典型的病理特征是中脑黑质致密带含黑色素的神经元(即多巴胺能神经元)的丧失和路易小体(Lewy body)的出现。

五、帕金森病的发病特点

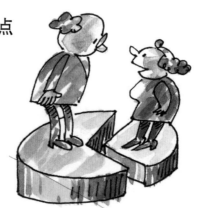

男女比例约为 3 : 2

帕金森病是一种全球性的疾病,该病的发生有明显的地区、种族和性别差异:白种人发病

知识点:

路易小体是1913年由lewy首次报道,它是一种细胞质嗜酸性包涵体。

一般在临床上出现典型的帕金森病症状以前,黑质多巴胺能神经元至少已丧失80%,纹状体多巴胺也已减少了80%左右。临床病理学研究显示,静止性震颤的出现与活检中发现的路易小体关系更大。

率最高,黄种人次之,黑种人则最低。男性发病率与患病率均高于女性,男女比例约为3∶2。

(一)帕金森病的发病率

目前我国已有约300万人患上帕金森病,而且还以每年近10万新发病例的速度在增长,其中尤以65岁以上患者居多。

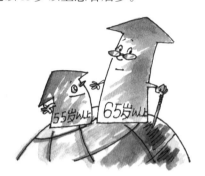

65岁以上患者居多

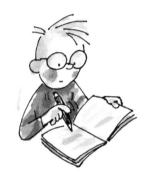

帕金森病患病率有年轻化趋势

(二)青少年型帕金森病

近年来帕金森病的发病有年轻患者增多的趋势,一些患者在40岁以前就出现症状。在21 ~ 40岁发病的帕金森病患者称为"青年型帕金森病"。大部分是脑炎或是其他脑疾患的后遗症引起的继发性帕金森综合征;部分与家族遗传有关;而在20岁之前发病的患者则被称为"少年型帕金森病",多与遗传有关。

六、易患帕金森病人群和危险因素

目前多数科学家认为帕金森病是由遗传易感性与环境因素共同作用的结果。

(一)帕金森病易患人群

1. 中老年人

近年,帕金森病已是一种在中、老年人中较为常见的慢性进行性神经系统退行性疾病。

2. 居住环境条件较差的人群

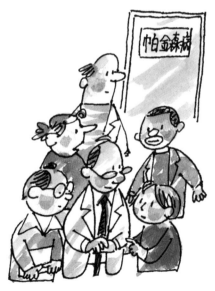

中老年人

如居住环境条件较差的农村居民或饮井水的人群。

3. 绝经妇女或卵巢切除的妇女

绝经妇女或卵巢切除的妇女,雌激素水平降低会增加患帕金森病的危险性。

4. 叶酸水平低的人群

叶酸水平低的人群,体内叶酸水平低会增加患病危险。

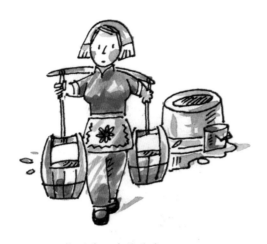

饮用受污染的井水

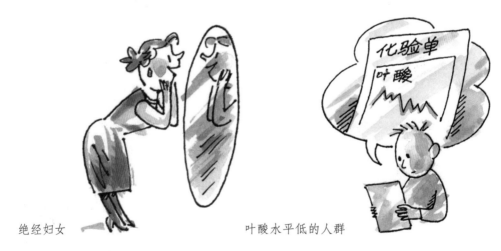

绝经妇女　　　　　　　　　叶酸水平低的人群

(二)帕金森病危险因素

流行病学调查显示,环境中与MPTP分子结构相类似的工业或农业毒素可能是帕金森病病因之一。

1. 频繁接触除草剂和杀虫剂的人比不接触的人发病危险性高3倍。

2. 20世纪80年代初在美国发现一些吸毒者产生与原发性帕金森病相似的临床表现,遂提出环境毒素引起帕金森病的可能性。

3. 要特别注意避免接触环境中一些危险因素,如杀虫剂、除草剂、空气中废气等。

4. 研究发现,5% ~ 10%的帕金森患者有遗传倾向,已发现有数种基因突变可引起年轻者起病,通常在40岁以前发病。尤其是孪生子有较高的发病率。

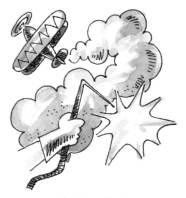

工业或农业等毒素

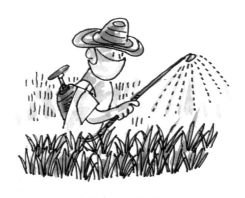

除草剂和杀虫剂的污染

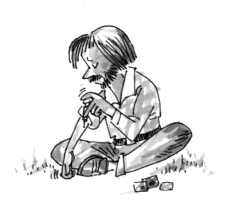

吸毒者

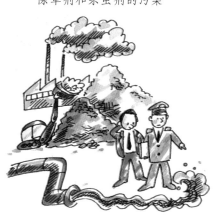

要避免接触环境中一些危险因素

第一章　帕金森病的基本知识

13

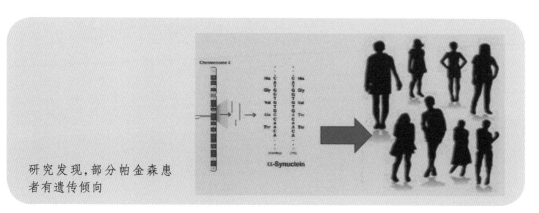

研究发现,部分帕金森患者有遗传倾向

5. 中风（卒中）等疾病会引起帕金森综合征

在中老年人中,同时患脑动脉硬化和帕金森病者并不少见,中风亦是老年人常见的神经系统疾病,它包括脑出血和脑梗死。一次中风很少引起帕金森综合征,但累及纹状体部位的多发性梗死灶可直接影响多巴胺系统的功能,特别是壳核部位的腔隙性病变可产生帕金森病样的症状。

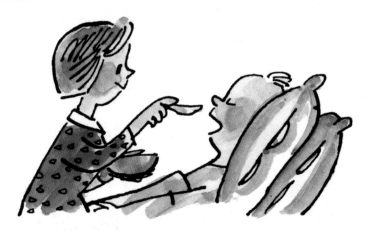

中风（卒中）等疾病患者

遗传因素、老化的作用,以及氧化应激、细胞线粒体功能缺陷、钙离子超载、兴奋性氨基酸毒性作用、细胞凋亡、蛋白错误折叠和聚集、胶质细胞增生和炎症反应等多因素机制在大脑黑质多巴胺能神经元变性死亡中起重要作用。

第二章

帕 金 森 病 的 自 检 方 法 、 预 测 和 预 防

一、帕金森病的自检方法

帕金森病起病缓慢,早期症状存在着个体差异,且不明显。

(一)帕金森病早期的表现

帕金森病真正的早期表现很难被发现和察觉,一些症状往往与其他普通疾病的症状没有明显差别,如图示:

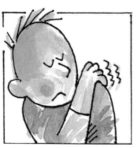

肩背部的疼痛

眨眼频率的减少

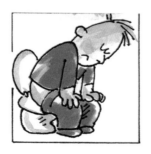

反复便秘

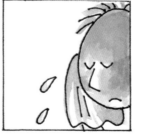

多汗等

帕金森病患者通常最早易出现肢体颤抖(60% ～ 70%),少数患者则最早出现肌肉僵

硬（10%）、运动缓慢（10%）、步态障碍（12%）。

　　症状一般从一侧上肢开始，然后逐渐向同侧下肢、对侧上肢和下肢波及，呈"N"字形进展。

（二）体检和检测

　　由于早期出现的症状不十分明显，通常需要借助一些肢体激发试验来检测这些症状。

　　早期发现帕金森病症状的体检方法：（1）早期轻微肢体颤抖的检测：让患者一侧肢体运动如一只手握拳和松拳，可引起另一侧肢体出现颤抖。（2）早期轻微肌肉僵硬的检测：让患者处于仰卧状态，快速将其头下的枕头撤除时，头部常不迅速落下，而是缓慢落下。

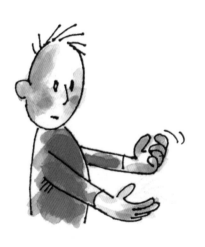
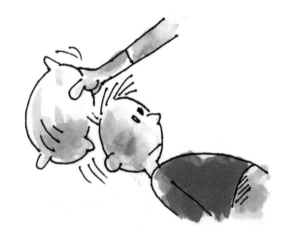

早期轻微肢体颤抖的检测　　　　　　　　　　早期轻微肌肉僵硬的检测

　　当出现明显的肢体颤抖、肌肉僵硬等症状时，通常帕金森病患者的中脑黑质已经发生了不可逆转的病变，脑细胞多巴胺能神经元的丢失死亡量通常已达到了其总量的80%。

二、帕金森病的预测

　　目前，对帕金森病患者特有的生物学标志检测仍无突破性进展。单光子发射计算机体层摄像（SPECT）扫描和正电子发射计算机体层摄像（PET）扫描是两种无侵害性功能显像手段，它们不仅能显示脏器的结构，还能反映脏器的功能，对诊断早期帕金森病很有帮助。此外,还有嗅觉的检测和经颅多普勒超声检查等也有帮助。

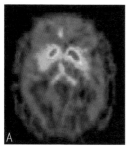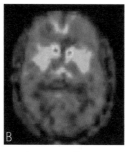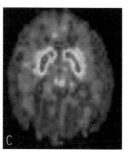

正电子发射计算机体层摄像(PET)扫描表现:A.早期帕金森病患者;
B.晚期帕金森病患者;C.正常人

三、预防帕金森病"三步走"

大致来说,帕金森病的预防可分"三步",即三级预防。

第一步(一级预防):加强环境保护和劳动保护。对可能产生毒物的工厂,应依照《环境保护法》进行严格管理,对废渣、废料、废水进行处理,改善工人的工作环境和条件。积极预防和治疗某些可能引起帕金森症的疾病,如甲状旁腺功能减退、脑动脉硬化及脑部肿瘤;预防一氧化碳、锰、氰化物的接触和中毒。

第二步(二级预防):对中老年人进行健康体检,尤其加强对有遗传家族史的人群、动

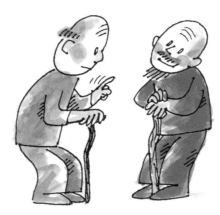

对中老年人进行健康体检

脉硬化以及在有毒环境作业的人群进行监察。对疑似肌张力、协调动作和姿势稳定性有

问题的人群,应进行随访追踪,以便早期发现、早期诊断,控制帕金森病的发展。

第三步(三级预防):对于中晚期患者的预防,其主要目的是延缓致残过程,减少威胁生命的并发症。

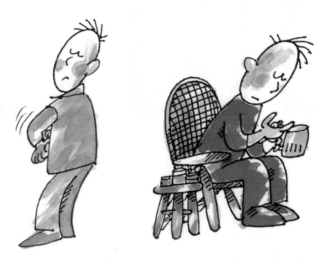

预防,其主要目的是延缓致残过程,减少威胁生命的并发症

四、帕金森病的预后与寿命

帕金森病是一种缓慢进展的神经系统变性疾病,若能早期诊断,治疗及时得法的患者能长时间地维持运动功能和生活质量。

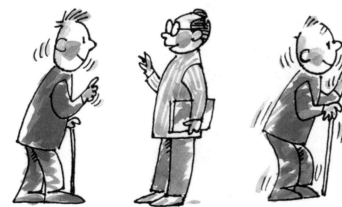
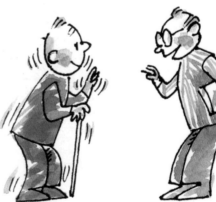

20年前的病友老张和同事老李　　　　　　　20年后的病友老张和同事老李

五、喝咖啡、饮茶和吸烟与帕金森病

绿茶中的茶多酚、咖啡中的咖啡因成分可以增加脑内多巴胺的含量,有抑制神经毒素的作用,在一定程度上,对多巴胺能神经元有保护作用。

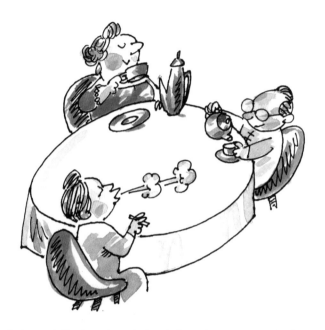

茶叶、咖啡等,在一定程度上,对多巴胺能神经元有保护作用

研究表明烟草中的主要成分尼古丁,以及4-苯吡啶和肼,有抑制导致帕金森病的某些神经毒素的作用,但这决不意味着吸烟对帕金森病有利无害,长期大量吸烟可导致脑动脉硬化,反而会增加罹患帕金森病以及老年性痴呆等其他严重疾病的机会。

第三章

帕 金 森 病 的 症 状

一、帕金森病的主要表现

帕金森病患者最主要的临床表现有三大运动症状：

（一）肢体颤抖（静止性震颤）

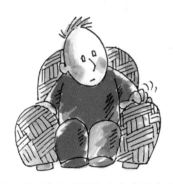

肢体颤抖（静止性震颤）常为首发症状

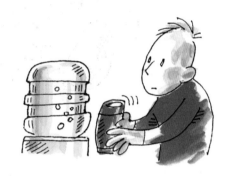

持物时也可出现不自主的、有节律性的颤抖

　　常为首发症状，多由一侧手指开始，呈"搓丸样"或"数钞票样"动作，逐渐发展为同侧下肢和对侧肢体在静止时出现不自主的、有节律性的颤抖。下颌、口唇、舌和头部往往最后出现。一秒钟可重复出现4～6次；当注意力转移或运动时，颤抖可减轻或停止，精神紧张时加剧，入睡后可消失。少数患者，特别是70岁以上的老年人在发病前后可以始终不出现肢体颤抖。

（二）肌肉僵直

　　患者早期从单侧肢体开始，关节僵硬、肌肉发紧。在肌肉松弛状态下对患者进行检查，会发现僵硬如"铅管样"，如果同时再伴有肢体颤抖，则会出现规律性断断续续的停顿，触之像"齿轮样"。

3.运动迟缓

上肢精细动作变慢,如逐渐出现卧床时不能翻身,系鞋带、穿脱鞋袜、洗脸刷牙等动作日益困难;写字渐渐变得困难,呈越写越小,出现笔迹弯曲的"小写症";晚期患者自坐位、卧位变为站位困难。

4.姿势步态异常

行走时起步困难,一旦迈步即以极小的步伐越走越快,向前冲去,无法及时停止,称为"慌张步态";上肢协同摆动减少,转身困难,连着几个小碎步才能转身。

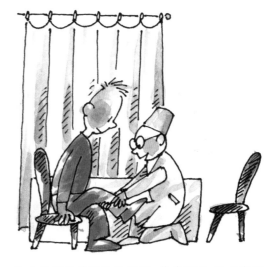

患者早期从单侧肢体开始,关节僵硬、肌肉发紧

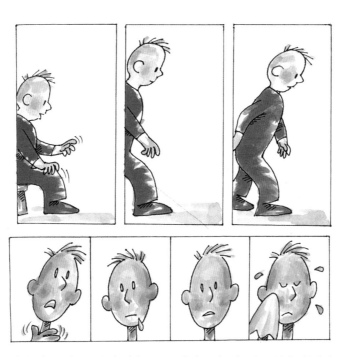

肢体颤抖,肌肉僵直,当僵硬影响到躯干、四肢和颈部时,头呈前倾屈曲和膝关节屈曲的"三曲姿势",运动迟缓,易出汗,多油脂

二、帕金森病运动迟缓表现在两方面

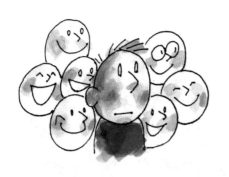

面无表情,如同"面具"

帕金森病运动迟缓表现在两方面:自发运动迟缓和随意运动起动不能。

当患者进行快速交替运动时,如前臂的旋前、旋后动作,运动迟缓会更加明显。例如,日常生活中的活动减慢,难于穿衣、进食;面无表情,如同"面具"。眨眼次数减少,呈凝视样;吞咽困难至流涎;低音性构音不良、语音单调;重复和同时的运动困难;从椅子上起立和在床上翻身困难;伴细碎步的拖曳步态;行走时两上肢摆动减少,有起步犹豫和突然僵住现象(冻结步态或冻僵足)。

僵住表现为不可预测的突然运动不能,极易引起跌倒,是所有帕金森病症状中最易致残者之一。这在帕金森病患者的连续运动时表现得尤为突出。

三、帕金森病的非运动性症状

(一)睡眠障碍

不安腿综合征(RLS);快动眼睡眠行为障碍(RBD),尤其是RBD可表现为入睡后大喊大叫,拳打腿踢,自伤及伤人,但自己醒后却不知。

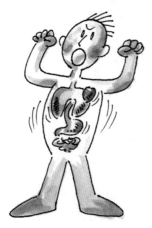

帕金森病的非运动性症状

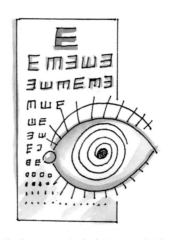

快动眼睡眠行为障碍及视物模糊

（二）自主神经功能障碍

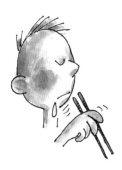

帕金森患者中患痴呆的
比例高达20%~25%

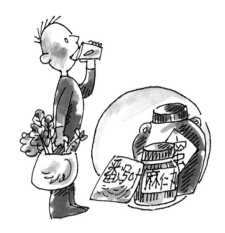

便秘、尿频、尿急

·性功能障碍　·便秘、尿频、尿急　·大量出汗（夜间）　·直立性低血压

（三）嗅觉减退

（四）身体多部位疼痛

帕金森病患者会出现身体不同部位不明原因的疼痛,表现为颈肩部痛、头痛、腰痛,出现最多还是手臂或腿的酸痛。

（五）痴呆和情绪异常

帕金森患者中患痴呆的比例高达20%~25%,到85岁时发生痴呆的危险大约为65%。

约45%的帕金森病患者有轻度抑郁症状,重症抑郁约占8%,健康老年人群仅为3%~4%。

第三章　帕金森病的症状

23

知识点：自主神经功能障碍

帕金森病可影响患者的自主神经系统功能,表现为：体位性低血压、胃肠道动力障碍、尿潴留、体温调节功能受损、瞳孔对光反应减弱、脂溢性皮炎、体重减轻、性功能障碍等。可经常感觉到头晕、腹胀、顽固性便秘、食欲不振、小便不畅、低热、皮肤油腻等。

（六）精神行为异常：以视幻觉最为觉见

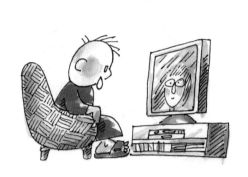

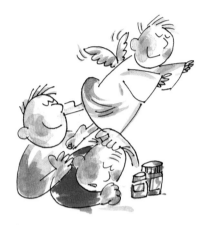

帕金森病患者抑郁表现：如看电视时，遇到一些伤感的场面，便泪流满面，难以控制

精神行为异常：以视幻觉最为觉见

四、帕金森病治疗中与药物有关症状分析

（一）认识异动症

长期（通常大于5年）服用左旋多巴药物会出现一些症状，主要有：异动症。

帕金森病患者有时出现一些自己无法控制的不自主的动作，比如面部（抽搐、歪嘴皱眉等）、四肢（甩手跺脚、扭头摆腰），甚至全身"舞蹈样"动作，称为异动症。通常有三种情形：

1. 剂峰异动症

出现在服药后1～2小时，与药物过量或个体对此药特别敏感有关。

2. 双相异动症

在剂初和剂末都可出现，可换药、加药或增加服药次数。

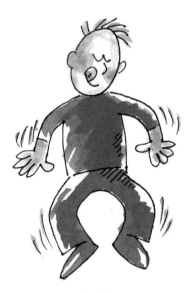

异动症

3. 肌张力障碍

多发生于凌晨服药前，可睡前服"左旋多巴控释片"等。

（二）症状波动

左旋多巴诱导性波动是最为重要的运动性波动,涉及运动、情绪及自主神经功能。例如,在"开—关"现象的"关"期表现为抑郁,而在"开"期表现为欣快。疲劳和紧张状态常使得症状更为明显。

1. 剂末现象

服药后症状表现为节律性的波动。刚服药后不久症状最轻,几个小时后,症状逐渐加重。直到下一顿左旋多巴服下后,症状才又减轻。大多数患者在用药1～3年后出现这种症状,并且逐渐明显,药物有效时间逐渐缩短。

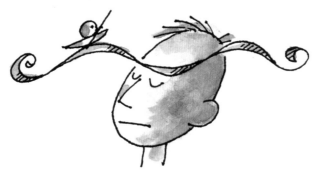

服药后运动症状表现为节律性的波动

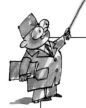

知识点：左旋多巴诱导的运动并发症（运动障碍）

常见类型,主要分为3类。

（1）峰剂量运动障碍（改善—运动障碍—改善）：与最大临床改善的时间相符合,并常为"舞蹈样"运动。

（2）双相性运动障碍（运动障碍—改善—运动障碍）:发生于剂初或"开"期的终末,常呈腿部的肌张力障碍和反复的刻板样运动。

（3）"关"期运动障碍：典型的痛性肌张力障碍,与能动性减少的时期相一致。最常见的情况是晨起时的肌张力障碍。

2."开—关"现象

帕金森病患者突然出现症状加重（关期），全身僵直、寸步难行。不进行任何处理，症状在数分钟后又突然缓解。开期常伴异动症。"开—关"现象可以在患者日常生活的任何时间和状态下发生。

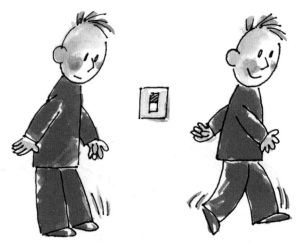

"开—关"现象可以在患者日常生活的任何时间和状态下发生

3.晨僵

又称肌张力障碍。帕金森病患者早晨起床后的一段时间里，全身僵直，很难活动。一部分患者过几分钟到半小时自行缓解，也有一些患者需要服用左旋多巴类药物后才能缓解。

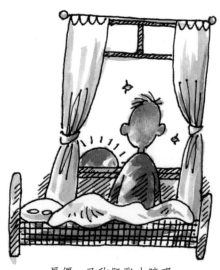

晨僵：又称肌张力障碍

（三）精神症状

可能引起的症状,包括焦虑、抑郁、错觉、幻觉、欣快、轻躁狂、精神错乱和意识模糊等多种表现形式。部分与药物有关,尤其是抗胆碱能药物。一些患者的精神症状常随运动症状的波动而起伏。

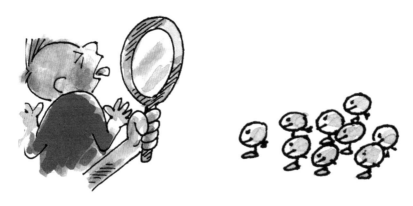

包括焦虑、抑郁、错觉、幻觉、欣快、轻躁狂、精神错乱和意识模糊等多种表现形式

第四章

帕 金 森 病 的 诊 断

一、如何理解"确诊"帕金森病

目前,据统计,患者生前诊断为帕金森病,死后尸解得到证实的只占约85%。因为确切诊断疾病依据在于患者尸检时所获得的病理学切片。

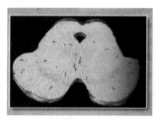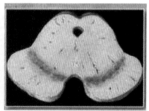

帕金森病的病理学改变:左图是患病者的黑质;右图是正常人的黑质

所以临床诊断始终存在一定程度的不确定性。最可靠的诊断技术是随访。随着疾病的发展,帕金森病的患者会出现新的临床体征,最终得到更为准确的诊断。因此,如果一

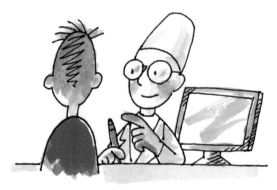

可靠的诊断技术是随访

名患者被有经验的神经科医师长期随访观察,其临床诊断势必更为可靠。

二、诊断帕金森病

帕金森病有四大主要运动症状,即静止性震颤、肌强直、运动迟缓和姿势步态异常。

三、肢体颤抖与特发性震颤

(一)肢体抖动

肢体抖动是帕金森病最常见、最典型的症状。

然而研究发现,约15%的帕金森病患者在整个病程中没有肢体抖动的症状出现,尤其是70岁以上的高龄患者。

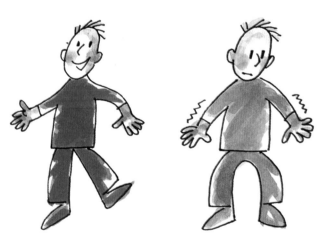

肢体抖动是帕金森病最常见、最典型的症状

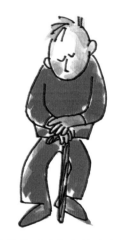

高龄患者可以没有抖动症状

(二)特发性震颤

特发性震颤亦称"原发性震颤",是一种原因不明且具有遗传倾向的神经系统疾病,也以肢体颤抖为主要表现,高发于中老年人群,在临床上常常容易与帕金森病混淆,并且有特发性震颤的患者最后会发展成为真正的帕金森病。

(三)如何区别

主要包括:(1)家庭史:特发性震颤约1/3有家庭史;(2)起病的年龄:帕金森病通常在55岁以上发病,而特发性震颤可发生于所有年龄段;(3)药物治疗后反应:帕金森病患者通常对左旋多巴反应明显,而特发性震颤通常只对普萘洛尔、乙醇(酒精)反应明显,对左旋多巴无明显反应。

四、帕金森病的分型和分级、判断发病程度

（一）帕金森病的分型和分级

对帕金森病患者的症状轻重程度进行评估分级，以决定下一步治疗的方案和评估先前的治疗效果。

1. 分型：①以起病年龄分可分为早发型和晚发型；②以运动症状分可分为震颤（抖动）为主型和非震颤为主型（少动强直）。

2. 分级：采用1967年Margaret Hoehn 和 Melvin Yahr发表的量表，称为"赫一雅（Hoehn-Yahr）分级"，根据其严重程度可以分为五级：

1级：单侧身体受影响，功能减退很小或没有减退。

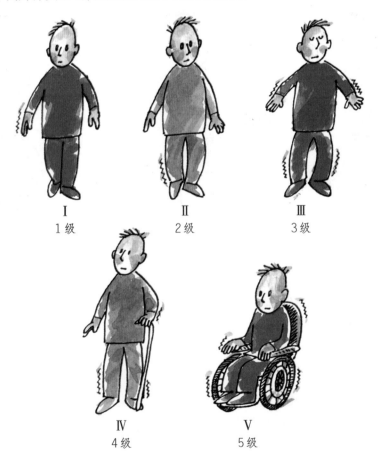

I
1级

II
2级

III
3级

IV
4级

V
5级

2级：身体双侧或中线受影响，但没有平衡功能障碍。

3级：轻到中度的双侧肢体症状。当双脚并拢闭眼站立时,身体被推动时不能保持平衡。患者的许多功能受到影响,但患者能完全独立生活。

4级：严重的活动能力受损,但患者仍可自己走路和站立。

5级：除非得到帮助,否则只能卧床或坐轮椅。

（二）判断帕金森病的发病程度

判断帕金森病的严重度,国内较常应用的临床量表有《赫—雅（Hoehn–Yahr）分级》（附录1）,《帕金森病统一评分量表（unified Parkinson's disease rating scale , UPDRS）》等。《UPDRS》在临床和研究中应用最广泛（附录2）。

五、对帕金森病诊断的方法介绍

（一）综述

目前帕金森病的确诊主要依靠临床诊断,但颅脑摄像（计算机体层CT）、磁共振（MRI）检查对排除继发性帕金森综合征有一定的价值。最新发展的高分辨率MRI甚至有了一定的诊断价值。

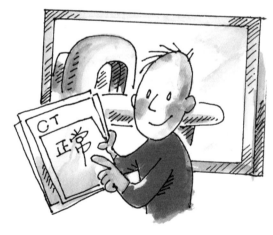

最新发展的高分辨率磁共振甚至有了一定的诊断价值

1. 生化检测：检测脑脊液和尿中的高香草酸（HVA）,帕金森患者含量降低。

2. 基因诊断：采用DNA印记技术、PCR、DNA序列分析等。

3. 功能显像诊断：采用PET或SPECT进行特定放射性核素检测,显示脑内多巴胺转运体（DAT）功能显著降低,多巴胺递质合成减少,以及D_2型多巴胺受体活性早期超敏、晚期低敏等,对早期诊断、鉴别诊断,以及病情监测有一定价值。

（二）美多巴试验

帕金森病症状的产生是因为患者中脑黑质缺乏多巴胺，外源性多巴胺的补充是其症状性治疗最有效的措施。帕金森病和帕金森综合征的症状极为相似，依靠经验往往不易分辨。根据帕金森综合征对美多巴这类药疗效不明显的特点，用美多巴鉴别两者，而不需要用SPECT或PET等较为昂贵的检查措施。

此外，嗅觉检查、睡眠监测〔发现快动眼睡眠行为障碍（RBD）〕、颅脑超声等近年发展出的新技术对帕金森病的早期诊断也有一定价值。

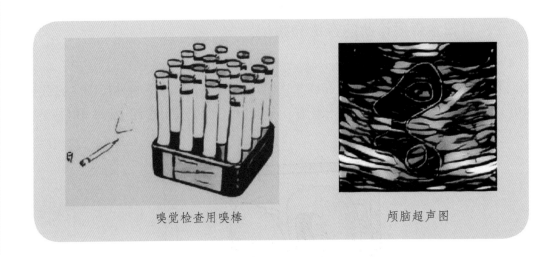

嗅觉检查用嗅棒　　　　　　　颅脑超声图

六、与帕金森病有类似表现的疾病

主要包括：

（一）继发性帕金森病

有明确病因可寻，如感染、药物、中毒、脑动脉硬化和外伤等。

（二）抑郁症

可伴有表情贫乏、言语单调、随意运动减少，容易误诊为帕金森病。

（三）特发性震颤

（四）伴发帕金森病表现的其他神经变性疾病

如进行性核上性麻痹、肝豆状核变性、亨廷顿舞蹈病、多系统萎缩、皮质基底节变性等，这些疾病通常除了有与帕金森病类似的表现外，还有一些帕金森病没有的特殊表现。

（五）颞下颌关节障碍

该口腔疾病可诱发出类似帕金森病的症状。

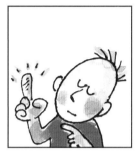
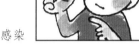
感染

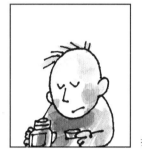
抑郁症

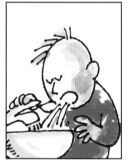
特发性震颤

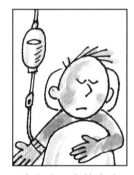
其他神经变性疾病

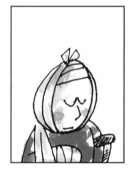
颞下颌关节障碍

知识点：为早期诊断,神经科医师制定了一套诊断帕金森病的标准

1. 必须存在至少两个主要症状：静止性震颤、肌强直、运动迟缓和步态异常,其中必须要包括运动迟缓这一项。

2. 症状不是由于脑外伤、脑肿瘤、病毒感染、脑血管疾病,或其他已知的神经系统疾病、药物、化学毒物所引起。

3. 必须没有小脑、脑干等损害,没有肌肉萎缩。

4. 药物左旋多巴治疗有效。

5. 在初发时或病程中有不对称性表现。

第五章

帕 金 森 病 的 治 疗

一、帕金森病的非药物疗法

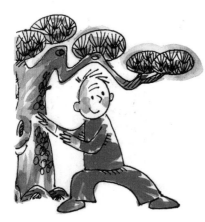

帕金森病的非药物疗法

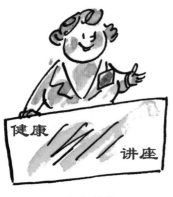

健康教育

在整个治疗过程中,帕金森病的非药物疗法,特别是精神支持,具有不可估量的作用。

学习了解疾病科普知识

(一)在疾病诊断时

了解帕金森病总的自然过程和治疗程序。应参加健康教育讲座学习。了解典型帕金森病的预后、预防和治疗的研究进展。

(二)药物治疗的必需与利弊

应了解治疗可能带来的并发症,如剂量相关的剂末现象、运动障碍和智能减退。

(三)同心协力的团队

在诊疗过程中,神经科医师(运动障碍病专科医师)、家庭成员、理疗师和语言训练专家组成了一个同心协力的团队。其中,家庭成员、家庭照料者和患者接触密切,故他们的地位十分重要,有必要了解一些帕金森病日常的生活护理知识(参见"帕金森病患者日常起居生活的安排(第八章)")。建议制定合理的锻炼计划,饮食计划。

身体锻炼对早期患者有重要意义。应坚持至少每天步行500米以上,并持之以恒。游泳也是一项比较好的运动,它可以帮助偏侧帕金森病患者用患肢划水,以保持一条直线。有打高尔夫球、网球、骑自行车等爱好的话,应该继续保持下去。不能外出的患者,可在室内做一些伸展肢体的活动。通过练习简单的动作(如触击打字键)到复杂的动作(开水龙头、门把手、穿衣等)帮助患者减少肢体强直和少动。地上划一条白线,沿着它反复练习走路,对行走姿势、僵直现象有很大帮助。

语言训练重点放在呼吸的控制上,可以增加每次呼吸后讲出的词汇量。面对镜子,对照唇和舌的运动来练习发音。同时,努力大声发音也有一定帮助。

二、帕金森病的药物治疗

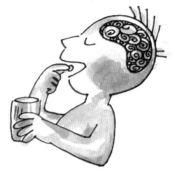

在帕金森病患者的多种治疗方法中,药物治疗最为有效。

帕金森病的药物品种颇多,作用机制复杂,患者不要擅自选购,使用药物,必须要到正规医院的专科医师处就诊,遵守医嘱,通过科学的配伍,定时定量地服用。

帕金森病的药物治疗

(一)帕金森病药物治疗的原则

1.长期服药、控制症状,几乎所有患者均需终身服药。

2.对症用药、辨证加减。根据患者的年龄、症状类型和严重程度、功能受损的状态、所给药物的预期效果和不良反应等选择药物;同时也要考虑相关疾病进展、药物价格和供应保证等,来制订治疗方案。

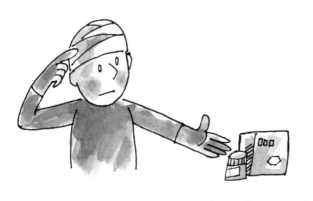
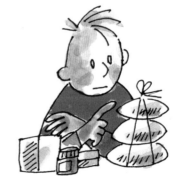

对症用药、辨证加减

3. 尽可能维持低剂量,增加剂量也应缓慢,即"细水长流,不求全效"。

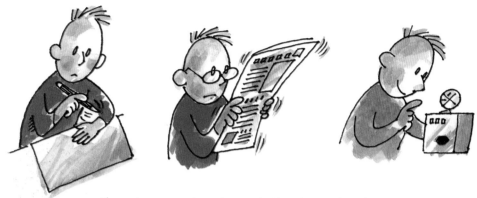

用药"细水长流,不求全效",以保持基本生活功能为原则

4. 强调治疗个体化。

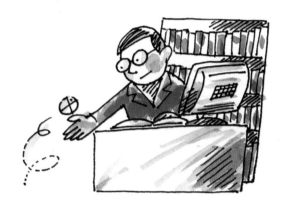

对每一个患者不同情况,分别对待,个体化治疗

(二)帕金森病药物的种类和特点

1. 抗胆碱药物

对震颤和肌强直有效,对运动迟缓疗效较差。适用于震颤突出,而且年龄较轻的患者。该类药的不良反应,可有口干、视物模糊、便秘等,也可有精神方面的,但停药或减少剂量即可消失。青光眼和前列腺肥大者禁用。

2. 金刚烷胺药物

可促进神经末稍释放多巴胺和减少多巴胺的再摄取。该药能改善帕金森病的震颤、肌强直和运动迟缓,适用于轻症患者,可单独使用。不良反应较少见,如失眠、头晕等。癫痫患者慎用,哺乳期妇女禁用。

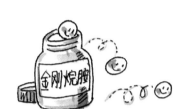
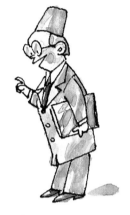
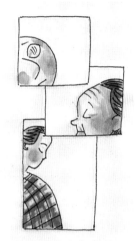

在医生的指导下用药 个体治疗方案

3.多巴胺替代疗法

可补充黑质纹状体内多巴胺的不足,是帕金森病最重要的治疗疗法。

（1）左旋多巴：采用多巴胺替代疗法,来补充大脑多巴胺前体左旋多巴。

（2）多巴胺脱羧酶（DDC）：使左旋多巴脱羧,转化为多巴胺,从而使多巴胺在脑内发挥生理作用。

（3）复方左旋多巴：由左旋多巴和外周多巴胺脱羧酶抑制剂（DDC–I）组成。主要有两种：①美多巴（madoper）；②息宁（sinemet）。

复方左旋多巴类药物

目前,复方左旋多巴类药物分为两类。

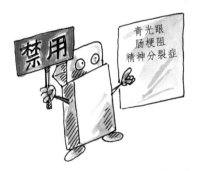
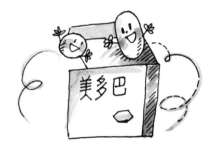

遵医嘱用药,了解常见禁忌

一类是：复方左旋多巴标准剂（普通剂）：应用最普遍,如"美多巴"。

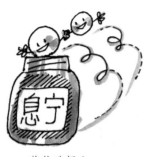

药物选择之一

别一类是：复方左旋多巴控释剂：应用为其次，如："息宁控释片"，其优点是有效血药浓度稳定，作用时间较长；缺点是起效较慢，服用剂量比标准量要大。

4. 多巴胺受体激动剂

多巴胺受体激动剂通过直接刺激突触后膜多巴胺受体而发挥作用，可以克服左旋多巴的一些缺陷，所以是治疗帕金森病的另一大类重要药物。

5. 单胺氧化酶B（MAO-B）抑制剂

可阻止多巴胺降解，增加脑内多巴胺含量。与复方左旋多巴合用有协同作用，还可减少左旋多巴用量，能延缓"开关"现象的出现，可单独应用。治疗早期或中晚期帕金森病患者。常用药，如司来吉兰（selegiline）。

6. 儿茶酚-氧位-甲基转移酶抑制剂（COMTI）

该药可增加脑内纹状体多巴胺的含量。单独用无效，需与"美多巴"或"息宁"等合用方可增强疗效，减少症状波动。如恩托卡朋（entacapone）又称"珂丹"。

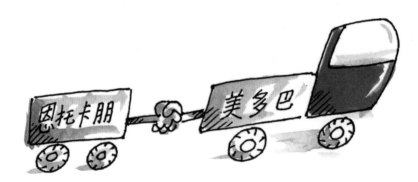

药物的联合应用，增强疗效

三、帕金森病的治疗策略

（一）早期诊治、晚期治疗和个体化治疗列举

1. 早期诊治

研究证明，早期诊治很关键。如果帕金森病诊断确立，应尽早开始治疗，不应延误。不及时进行治疗，患者的生活质量会很快恶化，并影响预后。

第一部分　帕金森病

2. 年轻患者和年老患者的不同策略

对于年轻患者,长期治疗方案的建立是很重要的;对于老年患者来说,治疗着重于症状的改善。年轻患者（<65岁）,可先用多巴胺受体激动剂、单胺氧化酶B（MAO-B）抑制剂等;年老患者（>70岁）,可先用复方左旋多巴。

3. 晚期患者的治疗原则

晚期患者的治疗原则是:减少"关期"时间,延缓运动并发症的出现。

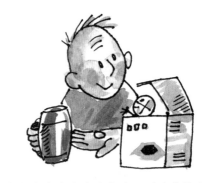

年轻患者和年老患者的不同治疗策略

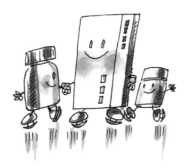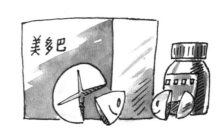

多种不同类型药物联合使用,以及精准用药

· 多种不同类型药物联合使用。

· 小剂量多巴胺多次使用。

· 患者应坚持写"帕金森病用药日记",以确定"开"时间和"关"时间,从而指导较准确地用药。

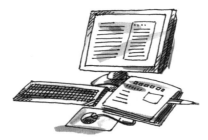

帕金森病用药日记

药物的使用剂量原则是:从小剂量开始,逐渐地加大剂量,减少不良反应。

（二）帕金森病药物治疗及注意事项列举

用药注意事项

1.用药方法的掌握

（1）通常抗胆碱药物盐酸苯海素（安坦）类以餐后或进餐时服用为好；

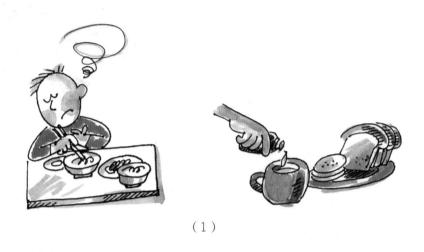

（1）

（2）金刚烷胺类药、单胺氧化酶B（MAO-B）抑制剂类（司来吉兰）因其对睡眠的影响，而不宜在晚间服用，以早、中服用为佳；

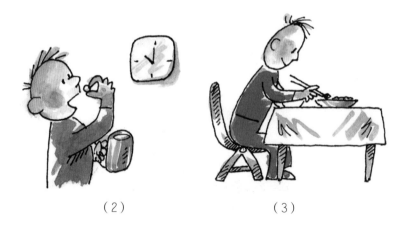

（2）　　　　　　　　　（3）

（3）左旋多巴类制剂（美多巴、息宁），宜采用少量多次服用；同时由于中性氨基酸可影响左旋多巴的体内吸收，以空腹，即餐前1小时或餐后2小时服用为宜；

（4）多巴胺受体激动剂（吡贝地尔等）应与食物同服；儿茶酚-氧位-甲基转移酶抑制剂［恩托卡朋（珂丹）］类药单服无效,须与左旋多巴联合同时服用；

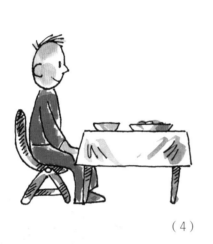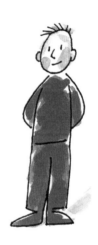

（4）

（5）对于吞咽困难、饮水呛咳的患者,应尽量以坐位姿势服药。

2.服药后的注意事项

（1）服用恩托卡朋药,部分患者尿液变成深黄色或橙色,这与恩托卡朋及其代谢产物本身的颜色（黄色）有关,对患者健康无害；

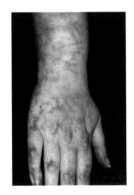

患者前臂的网状青斑

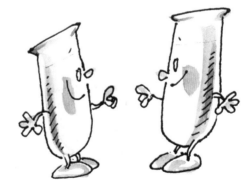

服用恩托卡朋药,部分患者尿液变成深黄色或橙色

（2）长期服用金刚烷胺后,几个月内,在下肢和手臂皮肤上出现网状的略带青紫色的斑点,俗称"网状青斑",系皮肤小静脉血管内血液淤积所致。一般停药后可消失。

3. 服用某些药物后需要进行监测：

（1）恩托卡朋和肝功能：恩托卡朋是唯一一种单独使用无效的抗帕金森病药物，必须配合左旋多巴（"美多巴"或"息宁"等）应用。由于其早期同类药物托卡朋治疗帕金森病有引起肝损害的报道，因此，对于肝功能异常的患者需要慎用恩托卡朋，存在潜在肝功能异常的患者需要定期监测肝功能；

（2）左旋多巴与饮食：一般每天三餐前1小时的空腹状况下服用，可以保证药物充分吸收并发挥最佳的效果。避免在每次吃药之前，进食过多高蛋白食物，如：牛奶、豆浆、鱼类和肉类，因为蛋白质在肠道内分解成氨基酸，后者妨碍左旋多巴的吸收，影响疗效。

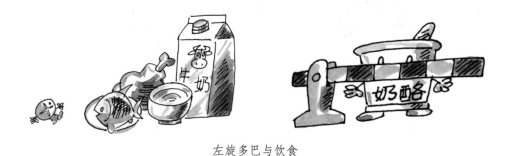

左旋多巴与饮食

无论患者何时服药，每天服药的时间应该相对固定。要尽量避免忽早忽晚甚至漏服多服的不规则用药方式。

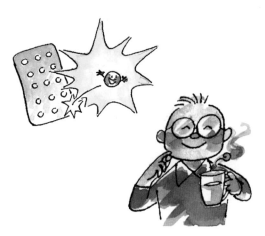

无论患者何时服药，每天服药的时间应该相对固定

4.睡眠问题和精神症状的处理

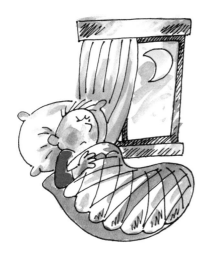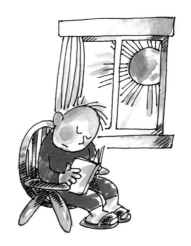

帕金森病药物对睡眠的影响主要表现为晚上入睡困难、易醒,白天容易打瞌睡等。其中女性较男性高发。应停用相关药物,如停止夜间服用金刚烷胺。

服用抗帕金森病药物可能引起的精神症状及其处理

首先减少药物剂量,若仍无效时,可加用抗精神病药物,如"氯氮平"治疗,该药还有直接改善运动障碍的作用。

如果同时使用多种药物,不明确何种药物致病,一般按下列次序停药:盐酸苯海索(安坦)、金刚烷胺、司来吉兰、多巴胺受体激动剂,并适当减少左旋多巴类药物的剂量。

知识点：多巴胺替代疗法原理

由于多巴胺不能透过血脑屏障,采用替代疗法补充其前体左旋多巴,当左旋多巴进入脑内被多巴胺能神经元摄取后脱羧转化为多巴胺而发挥作用,左旋多巴治疗可以改善帕金森患者的所有临床症状。治疗自小剂量开始。左旋多巴的不良反应是多方面的,如消化系统、心血管系统、泌尿系统、神经系统。左旋多巴类药物在青光眼和精神分裂症的患者中禁(慎)用。

四、治疗帕金森病的药物

(一)抗胆碱类药物

药名	类别	特点	剂型
苯海索（安坦）	抗胆碱能药物	选择性阻断纹状体胆碱能神经通路	2毫克×100片

(二)多巴胺促进分泌剂

药名	类别	特点	剂型
金刚烷胺（盐酸金刚烷胺片）	多巴胺末梢释放剂	促进神经末梢释放多巴胺和减少多巴胺再摄取	100毫克×100片

(三)多巴胺替代类药物

药名	类别	特点	剂型
多巴丝肼片（美多芭）	复方左旋多巴,由左旋多巴和苄丝肼组成（普通标准剂型）	可补充黑质纹状体内多巴胺的不足	250毫克×40片

药名	类别	特点	剂型
卡比多巴/左旋多巴片（息宁）（标准剂型）	复方左旋多巴,由左旋多巴和卡比多巴组成	补充黑质纹状体内多巴胺的不足	50毫克/200毫克×30片

(四)多巴胺受体激动剂类药物

药名	类别	特点	剂型
盐酸普拉克索片（森福罗）	新型多巴胺受体激动剂	可选择性作用于D3受体,口服吸收迅速	1毫克×30片 250微克×30片

药名	类别	特点	剂型
吡贝地尔片（泰舒达）	非麦角类多巴胺受体激动剂	主要作用于D_2和D_3受体,缓释片	50毫克×30片

药名	类别	特点	剂型
罗匹尼罗片（力备）	新型多巴胺受体激动剂	主要作用于D_3受体	4毫克×28片

药名	类别	特点	剂型
甲磺酸溴隐亭（溴隐亭）	麦角类多巴胺受体激动剂	为D_2受体激动剂	2.5毫克×30片

（五）单胺氧化酶B（MAO-B）抑制剂类药物

药名	类别	特点	剂型
盐酸司来吉兰片（咪多吡）	单胺氧化酶抑制剂	可阻止多巴胺降解，增加脑内多巴胺含量	5毫克×100片

药名	类别	特点	剂型
雷沙吉兰片（安齐来）	第二代单胺氧化酶B抑制剂	可阻止多巴胺降解，增加脑内多巴胺含量	1毫克×30片

（六）儿茶酚-甲基转移酶（COMT）抑制剂类药物

药名	类别	特点	剂型
恩托卡朋片（珂丹）	COMT抑制剂	高效、选择性可逆性的口服药。延长并优化左旋多巴的疗效	200毫克×30片

药名	类别	特点	剂型
恩托卡朋双巴片（达灵复）	COMT抑制剂	为左旋多巴、卡巴多巴、恩托卡朋复方制剂，可用于剂末现象和异动症治疗	100毫克/25毫克 200毫克×30片

（七）神经保护类药物

药名	类别	特点	剂型
辅酶Q10（辅酶Q10胶囊）	神经保护药物	抗氧化，保护神经的辅助治疗药	5毫克×30片 100毫克×60片

（八）离子通道阻滞剂药物

药名	类别	特点	剂型
唑尼沙胺	钠通道及T型钙通道阻滞剂	适合伴癫痫的帕金森病患者	100毫克×30片

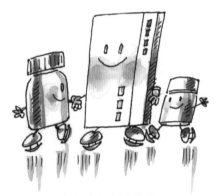

药物联合治疗策略

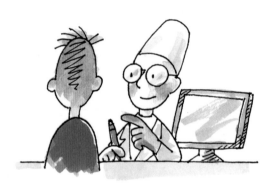

患者用药遵循医嘱

知识点：服用抗帕金森病药物成瘾的问题

抗帕金森病药物,尤其是左旋多巴类,在对大脑病变部位中脑黑质发挥治疗作用的同时,还会对大脑中另一个重要的部位,中脑边缘系统产生影响,这一部位是吗啡、可卡因、咖啡因、乙醇等化学物质导致人体出现成瘾性的关键部位。目前,一些研究证实,在长期服用左旋多巴类药后,企图停药时,部分患者可以出现包括兴奋、心跳加快、恐惧和出汗等戒断症状。若患者在治疗中因病情原因,需要停药,请务必在医师指导下,逐渐减量,缓慢停药,避免可能出现戒断症状等不良反应。

第六章

帕 金 森 病 与 饮 食 营 养

一、帕金森病患者的饮食营养问题

（一）引起饮食营养问题的原因

1.疾病自身原因

一些帕金森病患者的肢体症状和表现都有增加人体能量消耗的特点；帕金森病易出现自主神经功能紊乱，其中如胃肠蠕动减弱及痉挛、便秘、吞咽困难、饮水呛咳和流口水等症状，都是导致饮食营养问题的直接因素。

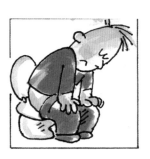

反复便秘

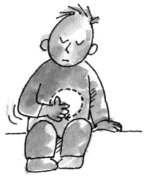

自主神经功能紊乱

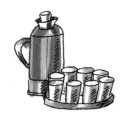

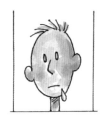

……饮水呛咳、流口水等，都是导致饮食营养问题的直接因素

2.药物治疗不良反应

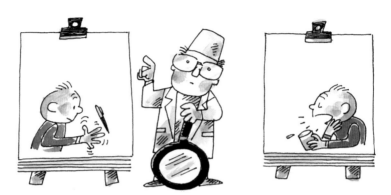

抗帕金森病药物在消化吸收上的不良反应,如恶心、呕吐、厌食、便秘、腹泻、体位性低血压等

(二)解决方法

应以预防为主。在神经科医师和营养师指导下,对能反映营养状况的指标进行定期监测包括体重、血常规等,将饮食营养问题消除在萌芽阶段。

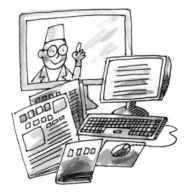

解决方法:在神经科医师和营养师指导下进行

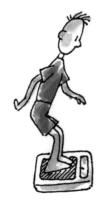

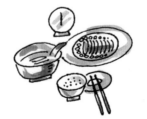

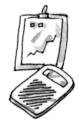

检测体重　　　　按时定食进食　　　　检测血常规

二、帕金森病饮食营养的特点

（一）饮食营养特点

1. 补充总能量

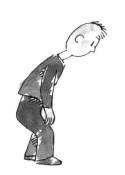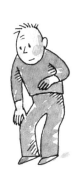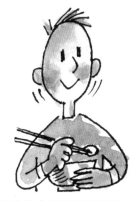

老年人由于基础代谢降低和活动减少,对总能量的需求是逐渐下降的

老年人由于基础代谢降低和活动减少,对总能量的需求是逐渐下降的。然而帕金森病疾病特点导致静息耗能增加,尤其是出现异动症的患者,每天的能耗相当于从事中等体力劳动的人（如学生的活动和汽车司机的工作）所需能耗。因此,需要补充足够的总能量。

2. 合理搭配膳食

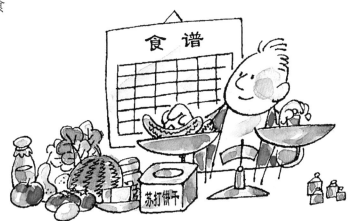

食谱制订原则:食物品种要多,还要包括六大类食物:碳水化合物、蛋白质、脂肪、维生素、微量之素和矿物质,以均衡营养

多种食物合理搭配。患者能量的主要来源为碳水化合物（糖类）,通常碳水化合物与蛋白质比例与正常人基本相当。饮食参见上海科学技术文献出版社《享受健康人生—糖尿病细说与图解》第2版。

（二）饮食营养素要求

帕金森病对糖类、蛋白质、脂肪类、维生素和矿物质的需求，与正常人相比有一些特殊的要求：

1.碳水化合物（糖类）

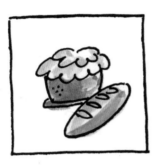

碳水化合物——米饭、面包

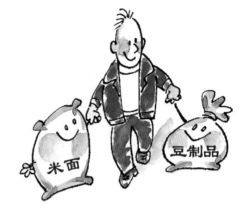

粮食和豆制品之比约是10：1，大豆可适量食用，

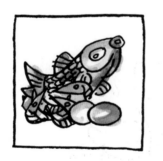

蛋白质——鱼虾蛋

葡萄糖是提供能量的主要物质。碳水化合物摄入太少，会相应增加蛋白质的摄入，高蛋白饮食会严重干扰抗帕金森病药物的吸收。因此，帕金森病患者需多食用米、面、粗粮、杂粮，以及一些淀粉类食物如红薯、白薯、山药等。

2.蛋白质

蛋白质和氨基酸的供给应维持正氮平衡，以补充优质蛋白为主：如蛋、鱼、虾、肉类（如瘦猪肉、牛肉、禽肉）、牛奶等，每天摄入量应控制在0.8克/千克体重。高蛋白食物的食用时间一般主张放在晚餐。

3.脂类

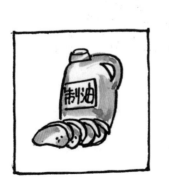

脂肪——奶酪、烹调油

应以不饱和脂肪酸为主，植物油中含有丰富的不饱和脂肪酸，如茶籽油、橄榄油、葵花籽油、花生油、豆油等，但摄入过多的植物油而同时没有摄入足够的抗氧化剂，可诱发脂质过氧化而造成组织细胞损害，可能会加快帕金森病的发展。每天适宜的烹调油用量为20～30克。

4.维生素和矿物质

帕金森病患者容易缺乏B族维生素。当不能从食物中补充足够的维生素和微量元素时,可适当补充人工合成的复合制剂。

5.蔬菜和水果

帕金森病患者每天纤维素的推荐摄入量为30～35克。一些特殊蔬菜如蚕豆等可经常食用。研究发现,在蚕豆等荚果类植物中含有大量天然的左旋多巴。一些帕金森病患者可能同时也是"蚕豆病"的潜在患者,即体内红细胞葡萄糖-6-磷酸脱氢酶存在遗传缺陷,在食用蚕豆后会发生急性溶血性贫血症,需禁用。另外,瓜子、杏仁、黑芝麻等富含酪氨酸,可能会促进多巴胺合成,对患者也有益。

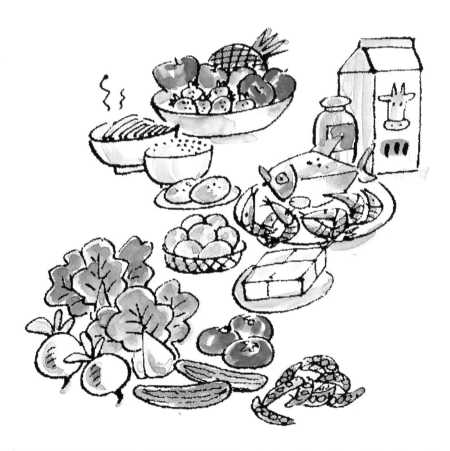

图中列出的是健康食品的一部分,如优质蛋白:鱼、虾,牛奶、酸奶、豆及豆制品,米面、全麦面包、新鲜菜、水果等

三、帕金森病患者食谱简介

食谱举例1：无明显震颤和体重较轻的帕金森病患者的食谱列举

早餐	中餐	点心	晚餐
豆浆200克	米饭（粳米特级50克）	葵花籽仁15克	猪瘦肉40克
发糕（富强粉50克）	灯笼椒30克	香蕉1根	花椰菜150克
玉米粥（麦淀粉90克）	绿豆芽150克	黑芝麻糊1包	虾皮5克
	鳝丝10克	钙片1~2片	生菜100克
	青菜100克		米饭（粳米特级90克）
	豆油15克		豆油15克

注：热量6 301千焦（1 506千卡），食物中获取钙336毫克，口服钙片获取钙约1 000毫克。

食谱举例1：有明显震颤和（或）体重较重的帕金森病患者的食谱列举

早餐	中餐	点心	晚餐
豆浆200克	米饭（粳米特级130克）	葵花籽仁15克	猪瘦肉30克
发糕（富强粉50克）	灯笼椒30克	香蕉1~2根	花椰菜150克
米饭（粳米特级50克）	绿豆芽150克	黑芝麻糊1包	虾皮5克
	鳝丝30克	钙片1~2片	生菜100克
	青菜100克		米饭（粳米特级140克）
	豆油20克		豆油20克

注：热量7 882千焦（1 884千卡），食物中获取钙351毫克，口服钙片获取钙约1 000毫克。

第七章

帕金森病的手术治疗

1987年法国医师Benabid首次采用脑深部电刺激术,又称"脑起搏器"(DBS)治疗帕金森病获得成功。

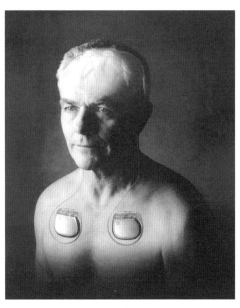

"脑起搏器(DBS)"示意图

一、手术治疗帕金森病的方法和时机

(一)手术方法

主要有立体定向毁损术、丘脑毁损术和苍白球毁损术,以及脑深部电刺激术。前三种因其远期并发症已少用。

（二）帕金森病的手术时机

一般情况下可考虑早期手术干预。多数医生认为在药物疗效已逐渐下降,疾病已开始影响正常的工作和生活,此时,接受脑起搏器治疗可获得明显的疗效。

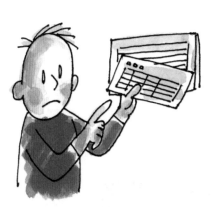

结合病史随访以便了解是否手术

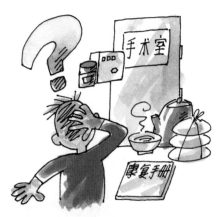

是否手术咨询医生

二、脑深部电刺激术（脑起搏器）及其疗效评价

脑深部电刺激术（脑起搏器,DBS）,它不直接损伤脑组织,相对常规脑外科手术更加安全,是近年来神经外科领域发展最快的功能性治疗手术。

国外报告植入时间最长的患者已近二十年,仍能维持较好的疗效。

但是,"脑起搏器"需要医师定期随访,以及根据病情来调整电刺激的幅度和频率等。同时应注意远离强磁场或有可能干扰程控器的家用电器。

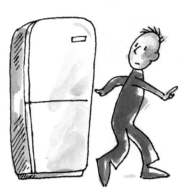

注意远离强磁场或有可能干扰程控器的家用电器

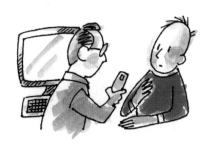

"脑起搏器"需要医师定期随访,以及根据病情来调整电刺激的幅度和频率等

第八章

帕金森病的康复治疗

　　帕金森病患者在药物治疗的同时,配合康复治疗,对防治帕金森病的继发性功能障碍,维持或改善日常生活活动能力、提高生活质量,是很有必要的。

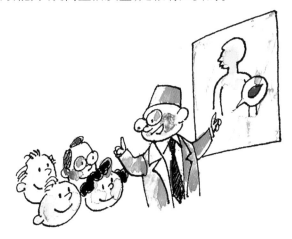

帕金森病患者在神经内科等医师的指导下进行康复治疗

55

　　帕金森病常见的功能障碍包括:震颤、肌强直、姿势异常、平衡障碍、吞咽功能和语言障碍、自主神经系统功能障碍、关节水肿等。

一、帕金森病康复训练遵循的原则

(一)训练的时机

　　在患者觉得最放松,活动最自如、灵活,即药效的高峰期锻炼。

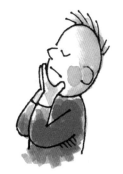

帕金森病常见的功能障碍

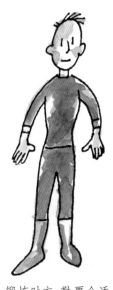

锻炼时衣、鞋要合适

（二）穿着

锻炼时衣服要宽松、舒适,鞋子坚固、轻便。

（三）劳逸结合

运动、休息相结合。

（四）康复内容

根据患者具体情况而定,因人而异,并及时调整、循序渐进,避免在运动量和难度上出现跳跃。

（五）呼吸

始终注意调整和保持均匀的呼吸。

（六）持之以恒

训练要坚持,尽量独立完成并听从医师的指导。

二、康复训练的内容和方法

（一）放松、关节运动、平衡训练

1. 放松锻炼

深呼吸锻炼有助于放松紧张情绪。在安静,灯光柔和的场地,衣着宽松,身体姿势尽可能舒适,闭上眼睛,开始深而缓慢地呼吸,注意力集中在呼吸上。经鼻吸气,腹部在吸气时鼓气,呼气时放松,并想象气流向上到达前额,经过头部和背部到达脚部。连续做5～15分钟。

2. 关节运动幅度训练

每个关节的活动要到位,避免过度的牵拉和疼痛,而产生反跳性肌肉收缩,反而造成关节活动范围缩小。

对于已出现关节挛缩的患者要循序渐进,见"舒展关节和肢体的体操",可以得到良好的效果。

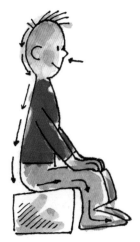

关节运动幅度训练

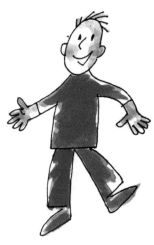

关节运动幅度训练

3. 平衡训练

训练强调姿势反射、平衡、运动转移和旋转动作的训练。坐着锻炼,逐步过渡到直立、无支持的体位。使用语言指令、音乐、拍手、镜子、地上作记号等手段,进行有节奏且相互交替的运动,如双足分开25～30厘米站立,向左右前后移动重心,并保持平衡;向前后左右跨步运动;躯干和骨盆左右旋转,并使上肢随之进行大的摆动;重复投扔和拣回物体;运动变换训练,包括翻身、上下床、从坐到站、床到椅的转换等。

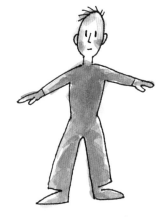

双足分开25～30厘米站立,
向左右前后移动重心

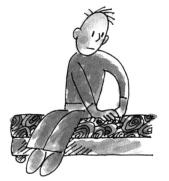
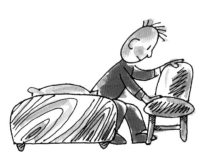

运动变换训练,包括翻身、上下床、从坐到站、床到椅的转换等

(二)视觉、听觉暗示训练

1. 视觉暗示锻炼

对于有"关期"表现:开步困难和慌张步态的患者,在其前面地板上画两条平行的横线,使患者容易开步行走,若是在患者的一侧或者两侧画竖线,均发生迈步困难,说明视觉暗示对于克服行走困难有帮助。据此,在患者前面的地板上每隔一段距离(相当于步幅长度)画上一条横线,一步跨越一条线,患者的步幅会明显增大。在户外行走可以利用人行道上的地砖,练习每步跨越若干地砖,并在心中默数口令,配合双上肢的摆动以改善步态。

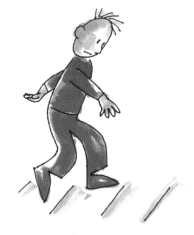

地板上画平行的横线

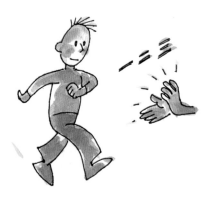

听觉暗示训练

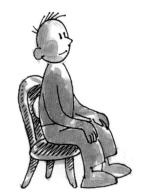

正确的姿势训练：坐姿

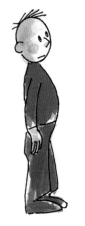

步行锻炼时，要求两眼向前看，身体站直

2.听觉暗示训练

运动时跟随节奏器、音乐节拍、拍掌或口令进行的训练，以改善患者的行走和行走时双上肢的摆动。在开始跨越想象的横线时，喊口令：一、二、三，在"三"的时候迈步。患者的轮替动作也能跟随音乐节拍而改善。

（三）肢体舒展、步态和体力训练

1.肢体舒展和姿势恢复锻炼

帕金森病患者常呈屈曲姿势，正常的姿势训练：

坐姿，选择一个坚固的有靠背的椅子，在腰部放一个小枕头或毛巾卷以维持腰的曲线，坐直，保持目光与周围环境的接触；站姿，保持肩部向后，避免躯干前倾，站立时髋和膝盖不要弯曲。肢体舒展锻炼可以做体操，进行颈部、肩部、上肢、躯干部、髋部和下肢的锻炼。

2.步态训练

（1）步行锻炼时，要求两眼向前看，身体站直，两上肢的协调摆动和下肢起步合拍，第一步要大，如果第一步小，很容易出现慌张步态，一旦出现立即停止，重新开始。足尖要尽量抬高，先足跟着地再足尖着地，跨步慢而大，两脚分开，两上肢做前后摆动。

（2）转弯训练和跨越障碍物训练：转弯时要有较大弧度，避免一只脚与另一只脚交叉。步行锻炼的关键是抬高脚尖和跨步要大。

3.体力训练

有规律地进行步行、骑自行车、游泳，或其他全身锻炼，能够增加心肺耐力、改善自我感觉、减少由于肢体失用而带来的各种功能残疾。

（四）语言训练、面部肌肉训练

1. 患者语言训练

*音量：持续大声发元音 a—，u—，e—等，每次 10 ~ 15 秒；发爆破音时在鼻子上贴纸条感受气流以提高音量；唱歌也有助于提高音量。

*音调：发 a—等元音，音调由低到高，重复数次；反复练习不同音调组合的简单词语；训练朗读句子，注意句中的重读、疑问语气，以及诗歌的韵律。

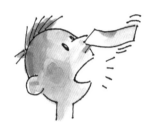

发爆破音时在鼻子上贴纸
条感受气流以提高音量

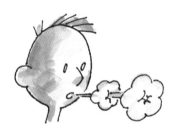

呼吸训练：唱歌也可锻炼
呼吸的调整

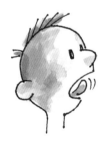

舌运动锻炼：舌头伸出尽量
用舌尖触及下颏，然后松弛

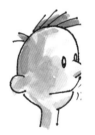

唇和上下颌锻炼：上下唇
用力紧闭数秒钟，再松弛

*呼吸：断续地发元音 a, a, a, i, i, i 等来调整呼吸；朗读句子时注意适当的停顿换气。唱歌也可锻炼呼吸的调整。

*舌运动锻炼：舌头重复地伸出和缩回；在两嘴角间尽快地左右移动；舌尖围绕口唇做环形运动；舌头伸出尽量用舌尖触及下颏，然后松弛，重复数次；快而准确地说出"拉—拉—拉"、"卡—卡—卡"、"卡—拉—卡"等，重复数次。

*唇和上下颌锻炼：快速、反复做张嘴闭嘴动作；上下唇用力紧闭数秒钟，再松弛，反复数次；反复做上下唇撅起，再松弛；尽快地说"吗—吗—吗—吗……"

2.面部肌肉训练

*皱眉动作：尽量皱眉,然后用力展眉,反复数次。

*用力睁闭眼。

*鼓腮锻炼：先吸一口气,用力将面颊鼓起,然后尽量将口中的气体吐出,重复数次。

*露齿和吹哨动作：尽量将牙齿露出,继之做吹口哨的动作。

*对着镜子做微笑、大笑、露齿而笑。

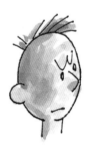
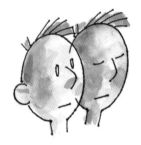

皱眉动作：尽量皱眉,然后用力展眉　　　　用力睁闭眼

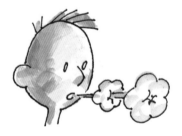
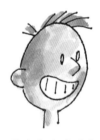
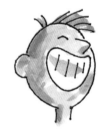

吸一口气将面颊鼓起,然后尽量将　　露齿和吹哨动作　　　对着镜子做露齿而笑
口中的气体吐出

三、帕金森病患者日常起居生活的安排

(一)衣食住行的安排

1.卧室

(1)卧室必须整洁,要有较大的空间,方便走动。

(2)地上无杂物,避免跌倒。

(3)家具要稳固,便于患者用手支撑。

(4)便盆放在床边拿得到的地方。

(5)床的高度约齐膝盖,方便上下床。

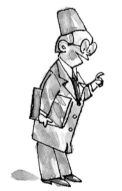

帕金森病患者日常起居生活的安排

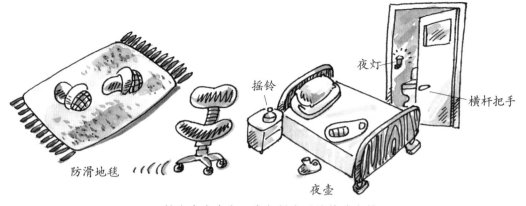

防滑地毯　　摇铃　　夜灯　　横杆把手

夜壶

帕金森病患者日常起居生活的特殊安排

2. 在室内添加特殊的辅助用具

床头安装吊环、床脚绑上拉索,帮助起床和翻身。绳索的一头为一个大木环,边上有一小夹子,不用时夹在床单上固定绳索。如果把绳索绑在床的一侧有助于翻身。

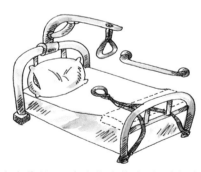

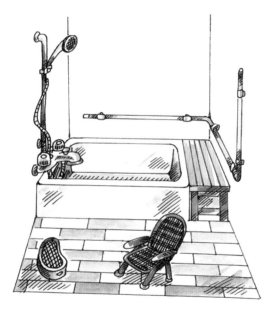

床头安装吊环、床脚绑上拉索,帮助起床和翻身　　　　坚固、直靠背、带扶手的椅子更易站起

　　在床脚的床单下放一个结实的盒子,这样翻身时可使患者的小腿、脚与床单分离。在床边墙上高出床面25厘米的地方安装把手,作为起床和翻身的辅助工具。在床头的床脚下放一块木块,使床面倾斜帮助起身。

　　坚固、直靠背、带扶手的椅子更易站起,不要坐在低的、柔软的椅子或沙发上。由于患者手腕旋转不便,门把手的圆门球应改成横杆式的,方便开门。准备一只摇铃,可以保证夜间安全。在靠近门、去卫生间的走廊和卫生间里要安装夜灯,避免行走时跌倒。

3. 浴室

（1）把要用的物品放在离浴盆较近的地方，方便拿取。

（2）地上防滑垫，防止跌倒。

（3）在墙上或浴缸合适的地方安装浴盆专用把手，可帮助维持身体平衡和起坐。可安装特殊的椅子方便进出浴盆。

（4）马桶上用加厚的垫子，方便起坐。也可以在马桶或墙上安装扶手。

（5）有持物困难的患者，不使用玻璃杯，而用更安全的纸杯或塑料杯。

（6）热水器出水量要小一点，以免烫伤。

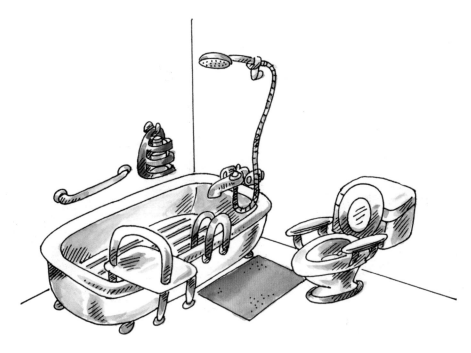

帕金森病患者的特殊功能卫生间

4. 卫生间用饰品

（1）把肥皂插在手套的掌侧面，肥皂不用抓得很牢就可以擦。

（2）带吸球的刷子固定在桌子或墙上，使用更方便而安全。

（3）长柄海绵可触及小腿、足和后背，不必弯腰就能洗到这些地方，当有平衡障碍时也很有用，可以避免滑倒。有姿势异常的患者也不用经常弯腰；牙刷、梳子的手柄都可以加粗，握起来更方便，加长的手柄在患者有手臂或肩关节活动障碍时也很有用。

（4）球型水龙头可以换成杆式水龙头或按压式水龙头。

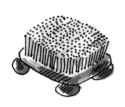

带吸球的刷子,方便固定,使用更方便

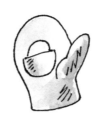

把肥皂插在手套的掌侧面,方便拿取

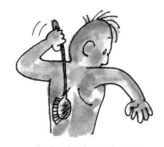

长柄海绵可触及小腿、足和后背

5. 穿衣和脱衣

帕金森病患者精细协调动作障碍会影响穿衣和脱衣,特别是袜子、鞋子等小或复杂的衣物。有效的方法和辅助工具如下:

（1）穿简单的衣服:宽松、舒展,扣子在前的衣服更容易穿脱。对有些患者来说套衫更方便,无需钮扣子。

（2）穿脱衣服从僵硬的一侧肢体开始,慢慢穿,尽量保持独立。衣柜的挂衣架装得低一点。

（3）选择合脚的鞋子:有鞋垫和合脚的鞋子,可以吸收走路时的冲击力。好的鞋子应是后跟宽而低,整个脚被固定,即完全包裹脚面的鞋子。不穿拖鞋,以免影响安全。鞋子越轻越好。

知识点:

　　人种的差异与个体化治疗:根据药理学原理,同一种药物对不同种族的人来说,其效果和不良反应是有差异的。同样的道理,同一种药物对同种族的不同的人来说,其效果和不良反应也是有差异的。这种差异既受到遗传因素和环境因素的影响,又受到生活习惯因素和饮食习惯因素的影响。

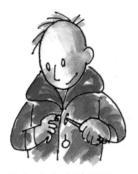

用扣子钩穿过钮洞，
把扣子拉过来

（4）辅助工具的使用：①用扣子钩穿过钮洞，把扣子拉过来，当手的协调功能受损时，这些工具的手柄比小扣子更易抓住；②大而易抓的或带环的拉链使用更方便；③袖口的小扣子很难扣，用弹性线来缝这些扣子可以始终扣着，而手却可以穿过去；④衣钩在衣服掉在地上时一钩就能拿到；⑤穿一脚套的鞋子或用尼龙搭扣的鞋子；⑥长柄的鞋拔和穿袜器可以减少弯腰。

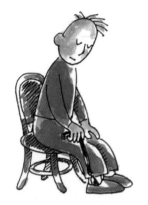

长柄的鞋拔和穿袜器
可以减少弯腰

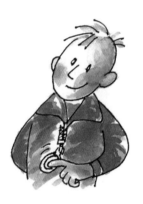

大而易抓的或带环的拉
链使用更方便

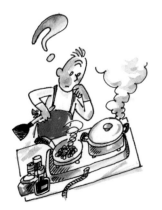

厨房工作不能小视

6. 厨房

（1）碟子、器皿和储备的食物，根据使用的频率放置，常用的物品放置在方便取放的地方。

（2）在厨房活动时调整好步伐，避免不必要的能量消耗，或坐着准备食物。

（3）厨房设备：①在碗、盘子和切菜板下面垫橡皮垫或湿的抹布，防滑掉；②在切菜板上钉一根钉子把要切的食物叉在上面方便切割；③用微波炉代替煤气可减少烫伤；④用长柄的簸箕可以避免弯腰；⑤选择材质较轻而有手柄的厨房用具。

7. 进食

（1）吃饭的时候尽量保持独立：按照自己能完成的方式进餐，不受别人干扰。如果吃饭时间较长，可以每次盛一小碗，分多次吃完。

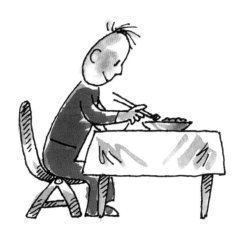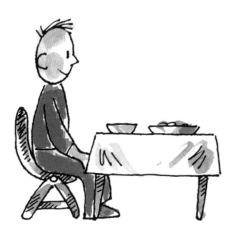

吃饭的时候尽量保持独立：按照自己能完成的方式进餐，不受别人干扰

（2）餐具：①手柄加粗的餐具更易抓握，用调羹代替筷子。②震颤的患者喝水时可以用吸管吸，或用大杯子装一半的水喝。手柄较大的杯子更易抓握，带盖子的隔热杯在喝热饮时可防止热水洒出。

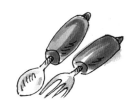
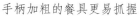
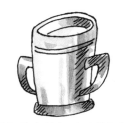

手柄加粗的餐具更易抓握　　手柄较大的杯子更易抓握

8. 行走

（1）行走时的正常姿势：行走时两眼向前看，身体要站直头抬起，避免身体屈曲，两上肢摆动与下肢起步要合拍，双上肢随口令摆动。

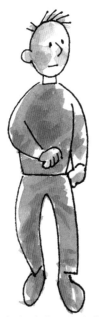

行走时的正常姿势

（2）许多器具和方法可帮助行走安全：①手杖，其中四脚手杖因扩大了支撑的底面而更安全。②步行器；③轮椅；④在墙上安装栏杆。

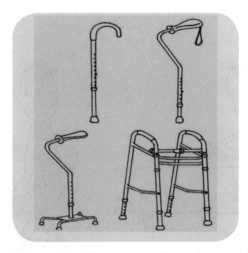

手杖，其中四脚手杖因扩大了支撑的底面而更安全

9.上下楼梯

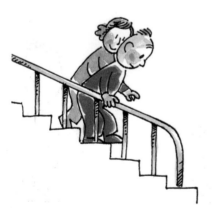

上下楼梯可以一只手抓栏杆

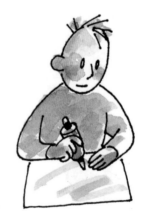

加粗笔杆方便握笔

上下楼可以一只手抓栏杆另一只手撑手杖，或两手都抓住栏杆，侧身上下楼梯。①如果无法两脚交替上下楼梯，可一次只跨一格；②帮助者应站在患者的一侧，脚站在患者站脚的下一格，以便保持平衡。

10.书写

加粗笔杆方便握笔。较重的笔可减少震颤；书写要缓慢。

（二）帕金森病患者亲属作用的发挥

当帕金森病患者功能丧失逐渐加重,患者常需要配偶或子女的帮助,家属在日常生活中要注意发挥患者在家中的作用,利于激发患者的生活积极性;多交谈,要注意强调患者在社会和家庭中的价值,增强患者的自信心。

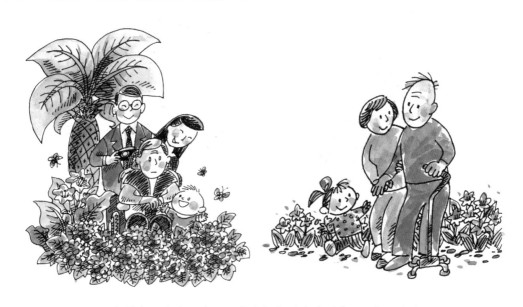

家属在日常生活中要注意发挥帮助患者的作用,这很重要

1. 保持患者独立

保持患者独立:不要为了节省时间代替患者完成任务,避免造成患者依赖性和心理紧张。

2. 了解患者病情

了解患者病情:由于某些药物的作用,一天中患者病况有起有伏,家人要掌握帮助的时机。

总之,亲属在患者的康复中起着重要作用,通过鼓励患者进行正常的社会交往,生活上的照顾和精神上的安慰,合理的康复锻炼,使患者重新树立起对生活的乐趣和信心。

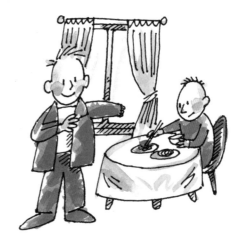

保持患者独立

四、舒展关节和肢体的体操

(一)深呼吸

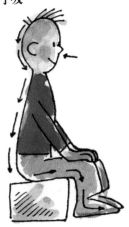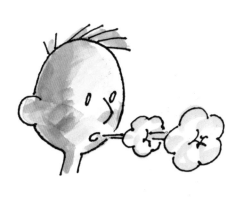

深呼吸:放松全身,并在呼吸中有意识地运动横膈

目的:放松全身,并在呼吸中有意识地运动横膈。

动作:手放腹部,慢慢地从鼻子吸气,并感到膈在扩张,然后慢慢地从嘴里呼气,气流就好像要把蜡烛吹灭。重复10次。

(二)转颈

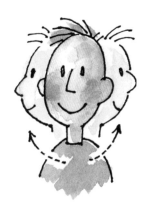

转颈:增强颈部的柔韧性

目的:增强颈部的柔韧性。

动作:向一侧慢慢转动头部,双眼看着肩部,能感到颈肌有轻度的牵拉,保持一会儿再向另一侧转颈。重复10次。

（三）下颌运动

目的：保持良好的姿势，减少头部前屈。

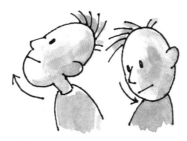

下颌运动：保持良好的姿势，减少头部前屈。

动作：前伸下颌（想象一下，如同乌龟将头从壳里伸出来的样子），然后尽量向后缩。重复10次。

（四）耸肩

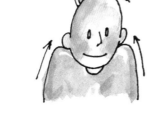

耸肩：将肩向耳部上耸，然后放松

目的：增强颈、肩和背部的活动度。

动作：将肩向耳部上耸，保持5秒钟时间，然后放松。重复10次。如果感到有困难可以从一侧肩部开始。

（五）肩部伸展

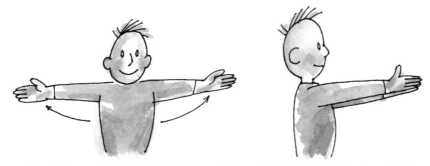

肩部伸展：双臂向前伸直，慢慢向两侧打开，保持肘部伸直，然后回到原位

目的：增强肩部的伸展性。

动作：双臂向前伸直，慢慢向两侧打开，保持肘部伸直，然后回到原位。重复10次。

（六）躯干旋转

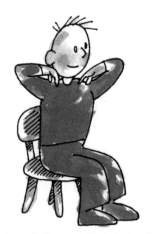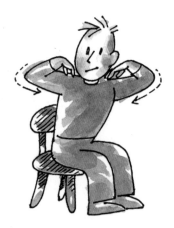

躯干旋转：双手放在肩上，头、颈和肩从一侧尽可能向另一侧旋转

目的：增强颈、肩和躯干肌肉的活动度。

动作：双手放在肩上，头、颈和肩从一侧尽可能向另一侧旋转，能感到躯干肌肉的伸展。重复10次。

（七）腰部运动

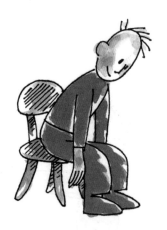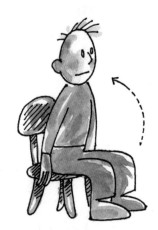

腰部运动：前屈身体成一屈曲位，然后向后伸，使腰部伸展

目的：提高良好坐姿的意识和增强躯干的柔韧性。

动作：前屈身体成一屈曲位，然后向后伸，使腰部伸展。重复10次。

（八）腕部旋转

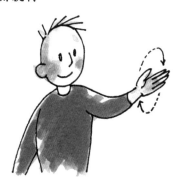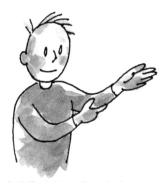

腕部旋转：缓慢转动腕部，可以固定前臂使腕部活动更有效

目的：增强腕部的灵活性。

动作：缓慢转动腕部，一个方向重复5次。可以固定前臂使腕部活动更有效。

（九）对指运动

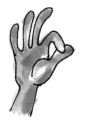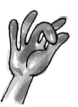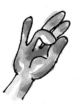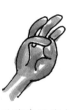

对指运动：让每个手指与拇指对指，循环进行，开始时较慢以后速度逐渐加快

目的：增强手指的灵巧性

动作：让每个手指与拇指对指，循环进行，开始时较慢以后速度逐渐加快。每个循环重复10次。

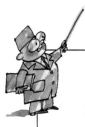

知识点：现代医学研究认为，情绪创伤可诱发疾病：① 神经内分泌激素的变化；② 神经系统的直接作用；③ 免疫功能下降。

第八章　帕金森病的康复治疗

（十）膝部运动

目的：增强膝部的灵活性和腿的力量。

动作：小腿向前踢至膝部完全伸直。每侧腿重复10次。

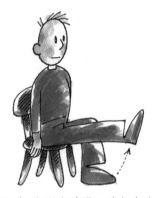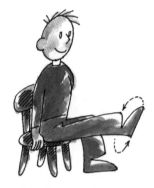

膝部运动：小腿向前踢至膝部完全伸直　　　　踝关节旋转：缓慢旋转距小腿（踝）关节

（十一）距小腿（踝）关节旋转

目的：增强距小腿（踝）关节的活动性。

动作：抬起并伸直一只脚,缓慢旋转距小腿（踝）关节。每个方向10次；另一只脚同样重复一遍。

（十二）屈髋运动

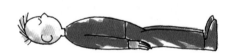

屈髋运动：抬起膝盖向胸部尽量靠拢,髋部屈曲

目的：增强腰和髋的伸展性。

动作：抬起膝盖向胸部尽量靠拢,髋部屈曲。每侧腿重复10次。

（十三）桥式运动

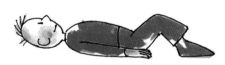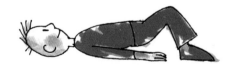

桥式运动：双脚平放膝屈曲；使髋部尽量抬高

目的：增强髋部肌肉的丰满度。

动作：①平卧,双脚平放膝屈曲；②使髋部尽量抬高。重复10次。

（十四）直腿抬高

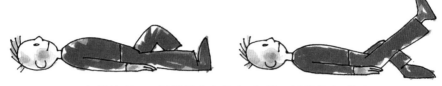

直腿抬高：一侧腿屈曲支撑床面，另一侧腿伸直，抬高

目的：增强髋和膝的肌肉力量。

动作：平卧，一侧腿屈曲支撑床面，另一侧腿伸直，抬高伸直的腿使其完全离开床面，保持膝盖伸直，慢慢回到原来的位置。每侧腿重复10次。

（十五）足跟上提

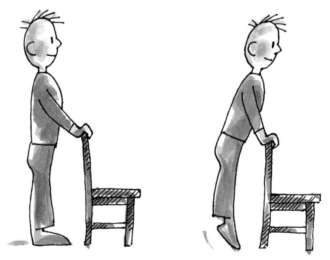

足跟上提：提起足跟让足尖支撑地面，同时"缩肛门"

目的：增强腓肠肌的力量。

动作：双手撑在椅背或台面上，提起足跟让足尖支撑地面，同时"缩肛门"。重复10次。

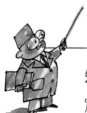

知识点：

定期参加科学的健康教育，提高战胜疾病的方法和信心，很必要。

（十六）腓肠肌牵拉

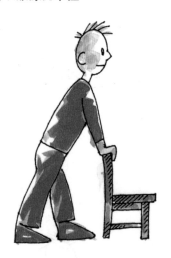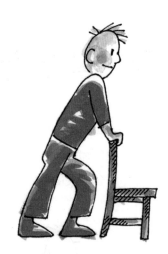

腓肠肌牵拉：一只脚膝盖屈曲，另一只脚伸直保持足跟不离地，能感到腓肠肌的伸展

目的：伸展腓肠肌。

动作：以椅背或台面为支撑，一只脚在前，膝盖屈曲，另一只脚伸直并保持足跟不离地，身体前倾，能感到腓肠肌的伸展。保持20秒钟时间。每侧重复5次。

（十七）练习自己从椅子上起立的动作

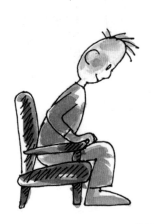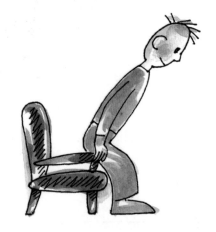

练习自己从椅子上起立的动作

首先将臀部移到椅子的边缘，手撑着扶手，身体前倾使鼻子超过膝盖，脚放在椅子前，推扶手并站起来，继续前倾直至站稳。前后摇晃几次会使身体站起来更方便。

（十八）练习自己从床上起来的动作

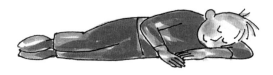

练习自己从床上起来的动作

屈曲膝盖,双脚平放在床面上,翻向一侧,如果把手交叉到身体的对侧可以带动身体协助翻身,把脚移出床沿,然后用手把身体撑起来至坐位,如果有拉杆或床边的椅子也可借力。

（十九）练习自己上床的动作

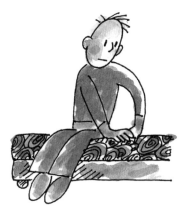

练习自己上床的动作

坐在床边,手支撑床面,把脚抬起放在床上（一只脚一只脚地放,更方便）,然后躺下把头放在枕头上,把腿移到床的中央（一只脚一只脚地移,更容易）。

《您》

您, 默默无语;
您, 嬉笑无常;
您, 恍如异客;
可是, 我们不嫌弃您;
我们愿永远爱您、帮助您!

作者: 王刚

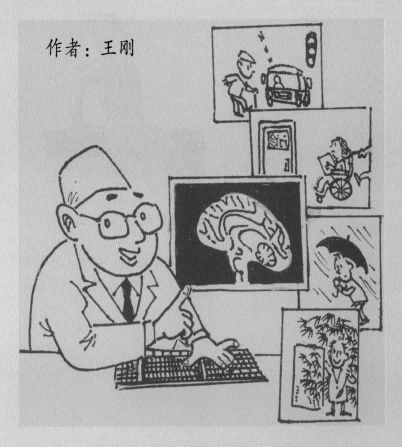

第二部分

痴 呆

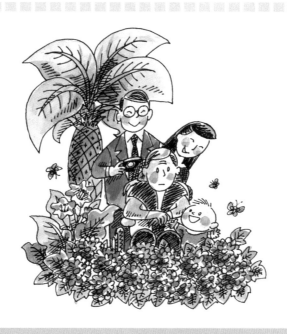

关注痴呆，挽留记忆，刻不容缓。

每年的9月21日是世界阿尔茨海默病（痴呆最常见的病因）日。1906年德国医师阿洛斯·阿尔茨海默（Alois Alzheimer）首次描述了一种以记忆、语言和社交能力逐渐退化为特征的疾病，此后该种疾病被以他的名字命名。

第一章

痴 呆 概 述

一、痴呆的定义

"痴呆"作为医学名词：按国际公认的标准,痴呆是智力、记忆的损害,多伴有人格改变。痴呆是"既往发育正常的智能,由于某种病因而发生衰退的状态",是大脑神经元退行性变化,功能进行性减退的结果。港澳台地区也称之为"失智症"。

简言之,痴呆是在无意识障碍时的智能缺损。

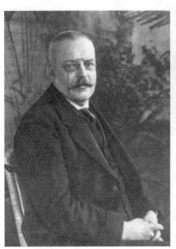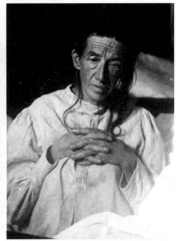

阿尔茨海默病发现者：阿尔茨海默教授和他诊断的第一个痴呆患者Auguste D.

二、老年性痴呆

本书主要介绍的是在老年人中十分多见的痴呆类型,即人们通常俗称的"老年性痴呆",本书简称"痴呆",医学名词为阿尔茨海默病,英文缩写AD。

　　老年性痴呆和痴呆,尽管只有几个字之差,但是在医学上,其概念是不同的,老年性痴呆常指阿尔茨海默病(AD),俗称"老年痴呆";而痴呆则为一大类疾病谱,除了AD外,还有血管性痴呆等。

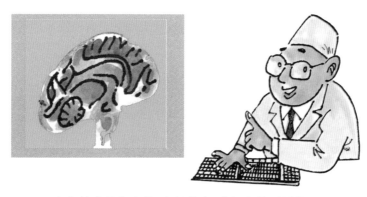

老年性痴呆和痴呆,在医学上,其概念是不同的

　　随着人均寿命的增加,老年性痴呆已成为常见的痴呆类型,约占全部痴呆患者的50%,是本书主要叙述的内容。

　　痴呆并不是高龄者的独有现象。三四十岁的人也会由于某种疾病的原因而导致智能的低下或衰退,这种情况也叫痴呆。

三、痴呆的发病情况

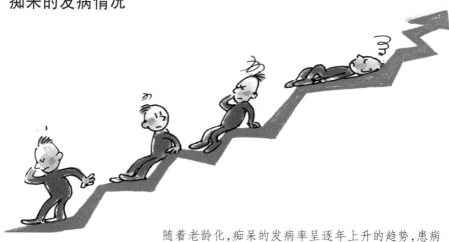

随着老龄化,痴呆的发病率呈逐年上升的趋势,患病率每五年增长约一倍,80岁以上已超过22%

据统计,目前,我国65岁及以上年龄的人群中老年性痴呆(即"阿尔茨海默病")的患病率已达到3.21%,而血管性痴呆的患病率约为1.50%,已与欧美国家接近。随着老龄化社会的到来,痴呆的发病率呈逐年上升的趋势,患病率每五年增长约一倍,80岁以上已超过22%。痴呆已经成为与心血管病、恶性肿瘤、脑血管病并列的常见疾病之一。截至2015年中国现有近1 000万的痴呆患者,患病人数已居世界各国之首。然而,调查发现,目前,患者、亲属、甚至医师,对痴呆的知晓度还较低。痴呆患者及家属能够意识到患病,并到医院就诊的比率不到两成。

四、痴呆疾病的一般特点和病程

(一)痴呆疾病的一般特点

主要的病理变化是大脑皮质广泛的、弥漫性萎缩,即通常所说的"脑萎缩"。

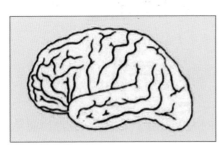 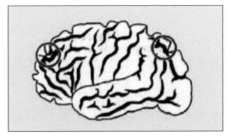

正常大脑　　　　　　　　　　　痴呆患者的大脑(标记处为明显萎缩)

(二)痴呆疾病大致的病程

按照痴呆疾病的病程和病情轻重大致分成三个阶段:

1. 痴呆症的早期(大约3年)

主要表现是短期记忆力下降,如做事丢三落四。

2. 痴呆的中期

病程较长。这一阶段记忆力下降更为明显,从不记得最近发生的事,甚至远期记忆也明显下降,出现认知、判断能力障碍,如迷路。情绪不稳定。

3. 痴呆的晚期阶段

主要表现为极明显的智能障碍。如生活不能自理,不能言语。

痴呆的病程,据以往统计,平均生存期为10 ~ 15年。但近年来随着药物及护理的进步,生存期可更长。

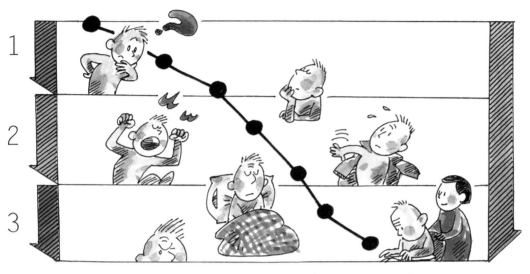

1：痴呆症的早期（大约 3 年）；2：痴呆的中期；3：痴呆的晚期阶段

知识点：脑萎缩

当患 AD 时，用肉眼观察脑组织，可见由于脂肪和蛋白质减少，以及水分的丧失，而呈脑萎缩状态，患者的脑重量从正常的 1 500 克下降至 1 000 克以下。痴呆患者的病变部位是大脑皮质，主要是脑皮质弥漫性萎缩，沟回增宽，脑室扩大。

病理结果显示，大脑皮质的额叶与颞叶出现大量细胞死亡脱失或空泡变性，并且出现神经原纤维（一种病理物质，呈纤维状）缠结和神经炎斑（老年斑）。

研究发现：痴呆早期或临床前期时，海马的萎缩早于大脑皮质出现，萎缩的程度与痴呆程度正相关。但是，需要鉴别的是脑萎缩并不一定就是有痴呆，脑萎缩只是代表了形态或影像上的改变，二者是不能直接划等号的。

第二章

未雨绸缪胜于亡羊补牢

一、要控制痴呆，先了解病理机制

痴呆（阿尔茨海默病）病理三大特征：老年斑、神经原纤维缠结、神经元缺失。
临床特征：隐袭起病、进行性智能衰退、多伴有人格改变。

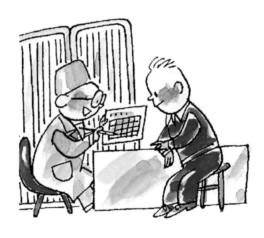

要控制痴呆，先了解病理机制：要树立一个早期防病的意识

二、正确认识"老糊涂"和痴呆

随着每个人年龄的增长，记忆力减退是一种趋势，俗称"老糊涂"；而记忆力减退也是老年性痴呆的核心症状和诊断的必要条件；但是要分辨，它们之间是不能画等号的。究竟是正常的老化，还是疾病的前兆呢？所以要重视所谓的"老糊涂"，要树立一个早期防病的意识。痴呆的发生并不是每个人随着年龄增长的一种必然，早期辨别"老糊涂"

的性质,尤其是老年期比较迅速的记忆减退,以达到早期预防,及时就诊的目的,切莫错过最佳治疗时机。

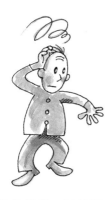

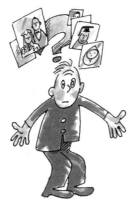

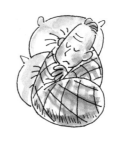

痴呆的早期:记忆下降,表现为近期事件的健忘

痴呆的中期:记忆下降明显,以前的事也忘了

痴呆的晚期:记忆丧失严重,语言功能障碍,有的甚至卧床不起

三、痴呆的病因

痴呆的病因很复杂,尚未完全明确。医学研究发现与以下因素有密切关系:

(一)遗传因素

约10%的患者有明确家族史。

(二)环境因素

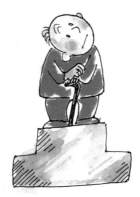

如:退休后社会地位的改变、经济收入下降、子女疏远而产生抑郁情绪

研究发现社会心理因素、烟酒,营养过剩或营养不均衡等原因在患者中越来越多见,退休后社会地位的改变、经济收入下降、子女疏远而产生抑郁情绪,这些都是痴呆发生的危险因素。

独居者、丧偶者、社会活动少,闲暇娱乐少且性格内向的人容易成为高危人群。

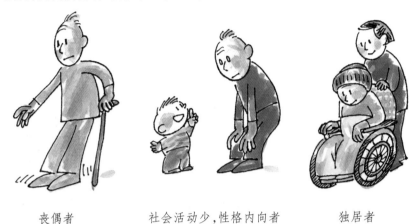

丧偶者　　　　社会活动少,性格内向者　　　独居者

1. 生活习惯因素

吃得太多,吃得太少,饮食营养过剩或营养不均衡,生活没规律,工作紧张,生活节奏紊乱,压力大。

2. 教育程度因素

文化水平较低的人群,较易患病。

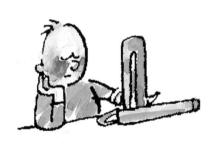

血脂异常、高血压等人需
常测血脂、血压,引起注意

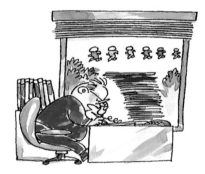

精神压力大、工作紧张而又少运动者

(三)高血压、高血糖、高胆固醇因素

人们都知晓,年龄、遗传、脑外伤和痴呆有关,但是,许多人不知道,血压、血糖、胆固醇与痴呆也有关。20%~40%的痴呆症是脑血管病变引起的,人们(特别是"应酬一族"、"白领")身上常见的高血压、高胆固醇和高血糖现象,若不及时加以控制,就成为痴呆发病的高危因素。

（四）神经递质

如同帕金森病,在神经元与神经元之间传递信息的,与痴呆相关的神经生物化学递质主要有:

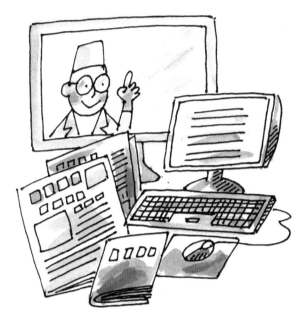

与痴呆相关的神经生物化学递质主要有:乙酰胆碱、谷氨酸、单胺类物质

1. 乙酰胆碱

与乙酰胆碱传递相关的神经元统称为乙酰胆碱能系统。痴呆患者脑中合成乙酰胆碱的酶减少,从而影响人的认知功能。

2. 谷氨酸

是兴奋性神经递质,患者谷氨酸过多,过度激活中枢神经系统中的N-甲基-O-天冬氨酸受体,干扰了人的认知和记忆功能。

3. 单胺类物质

单胺类物质,如多巴胺、去甲肾上腺素和5-羟色胺等神经递质与患者精神行为症状有关。

（五）人老化过程中的个体影响因素

什么原因导致认知老化速度的个体差异呢？有几种因素①认知储备:高智商或受教育程度较高的个体,通常能在一生中持续保持相对较高的认知水平;②生活方式影响认知功能。积极生活方式与高认知功能使老化速度慢；③人们的认知功能与视觉、听觉灵敏度相关,灵敏度高的较好；

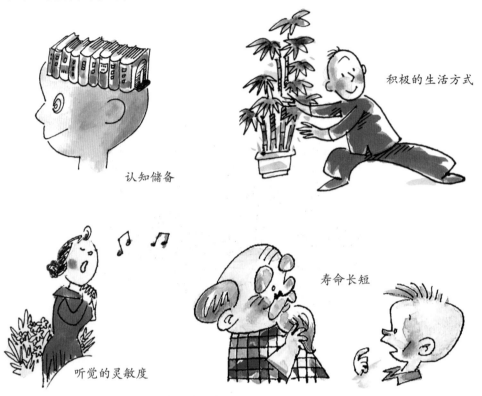

认知储备

积极的生活方式

听觉的灵敏度

寿命长短

人老化过程中的个体影响因素

研究表明：相对于其他脑部区域,痴呆患者的前额皮质神经元减少了15%~20%，除此之外,寿命长短、性别、社会经济状况对人们的认知功能也有着不同的影响。

知识点：地中海饮食

以蔬菜水果、豆类、鱼类和橄榄油为主的"地中海饮食"风格被认为可显著降低痴呆的发病风险。

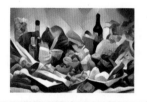

四、痴呆的预防

预防痴呆,从改善生活方式开始。

目前的国际主流学说认为:"我们也许对衰老、遗传背景和家族史等危险因素无能为力,但可以通过改善生活方式来维持脑健康,推迟阿尔茨海默病(AD)的发生。"

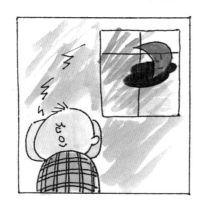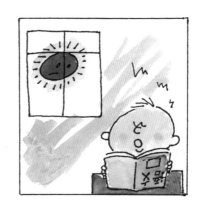

踏准日出而作、日落而息的人体生物钟节奏

(一)健康的生活习惯

1.饮食均衡,避免摄取过多的盐分、动物性脂肪

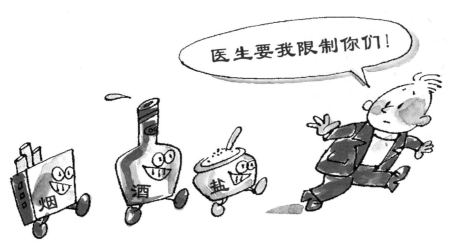

限制含糖食物、少放酱汁、少吃盐。如:腌肉、腊肉往往含有较多的盐

（1）饮食清淡：一天摄盐量在6克以内，少吃动物性脂肪、糖。

（2）保证蛋白质、不饱和脂肪酸、维生素的量：蛋白质、食物纤维、维生素、矿物质等均衡摄取。蛋白质不足极易损害脑细胞。健康饮食，应常用茶油、橄榄油和新鲜鱼，新鲜鱼除了富含不饱和脂肪酸的（EPA和DHA）外，还富含优质蛋白质。

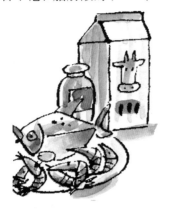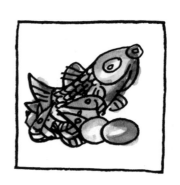

富含优质蛋白质，蛋白质不足极易损害脑细胞

（3）每餐七分饱，避免长期饱食。

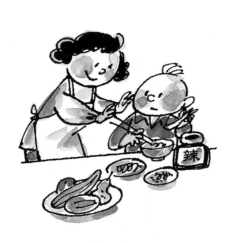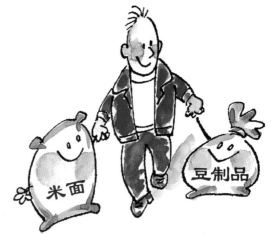

每餐七分饱，避免长期饱食　　　　防痴呆的食物之一

（4）防痴呆的食物：含乙酰胆碱的食物有豆类及其制品、蛋类、花生、核桃、鱼、瘦肉等。

（5）要防便秘：大便中毒素重吸收入血液损害脑细胞。

（6）适量摄入微量元素：贝壳类、鱼类、乳类、坚果类、大蒜、蘑菇等食物富含锌、锰、硒、锗等元素。

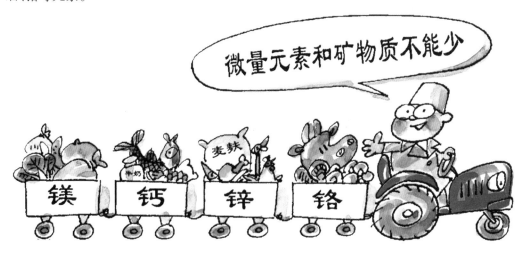

与人体关系密切的微量元素和矿物质不能少

2. 起居有常,避免吸烟、酗酒

（1）戒烟：研究发现,吸烟10年及以上的人群,痴呆发病率大大升高。抽烟会造成脑动脉硬化,导致脑供血不足,促进脑萎缩。

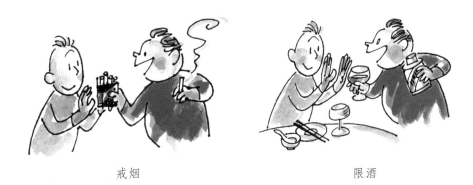

戒烟　　　　　　　　　　　　限酒

（2）限酒：不饮烈性酒,过量乙醇（酒精）能使大脑细胞密度降低。可适量饮葡萄酒,饮量是因人而异的（取决于年龄、性别、遗传特征、合并症和其他因素）。国外的研究表明,成年男性通常每周饮酒总量不应超过60g乙醇,成年女性每周不应超过30g乙醇。否则将会产生明显脑损害,成为痴呆发病的危险因素。

饮酒掌握时间,如晚餐时,原则是小酌慢斟,忌空腹饮酒。

（3）味精：化学名谷氨酸钠。不宜过多食味精，会干扰神经系统的正常工作。

（4）咖啡：研究发现，咖啡能减少体内氧与其他化学物质混合形成的有害物质，具有神经保护作用。

生活有规律，对事物保持兴趣、好奇心，促进大脑思维活动。避免过度劳累和情绪紧张，使血压稳定。

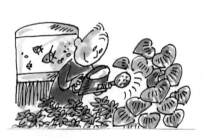 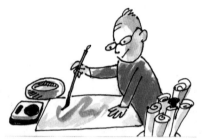

生活有规律、对事物保持兴趣　　　　　　适度的手部运动

3. 适度的手部运动

手的运动能刺激脑细胞，如经常写字、绘画、弹奏乐器等，运动能加强神经系统的活动，提高调节能力。

参见上海科学技术文献出版社2010年版《享受健康人生—糖尿病细说与图解》（第2版）。

4. 老有所为

保持良好的人际关系，积极参加社会活动，创建和谐的生活环境，多与他人交流，感受生活的乐趣。

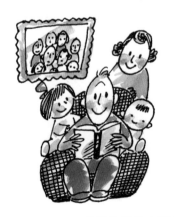 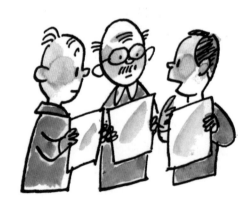

保持良好的人际关系，创建和谐的生活环境，多与他人交流

（二）脑力运动

防痴呆应养成多动脑、勤动脑的习惯,脑接受的信息越多,脑细胞就越发达。

1. 激活大脑功能的几种方法

（1）逻辑联想、思维灵活性训练:如从儿童玩具中寻找益于智力的玩具。

（2）分析和综合能力训练:对事件、图片、单词作归纳和分类。

（3）理解和表达能力训练:讲故事,用自己的语言复述,或提出问题要求回答。

（4）社会适应能力训练:多了解外部信息,忌闭塞、封闭环境,积极与人接触交流。

（5）常识的训练:"常识"指曾经知道的,储存在记忆库里的东西,反复提取再复习。

（6）数字概念和计算能力的训练:生活中离不开数字和计算,有意识地练习有益。还

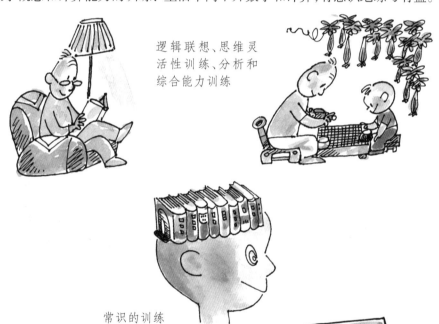

逻辑联想、思维灵活性训练、分析和综合能力训练

常识的训练

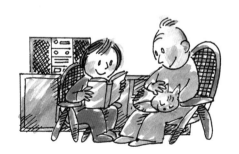

理解与表达能力训练

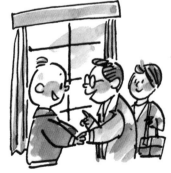

社会适应能力训练

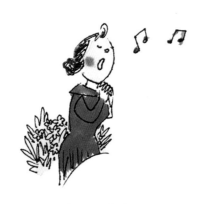

音乐的魅力

如,打桥牌、麻将牌、下棋,此外,填字游戏、拼图游戏等等都是对脑力的一种锻炼。

2.音乐的魅力

研究证明,音乐能够影响大脑中神经递质的释放,从而调节情绪,如精神放松、情绪归于平静以及提高睡眠质量。

(三)痴呆预防的关键

1.勤于思考,远离痴呆

有人认为,因为大脑细胞会不断死亡,数量越来越少,所以必须节制用脑,以避免大脑神经元超负荷运转,减轻其衰老退化过程,这种看法其实是错误的。事实上,只要不是违反劳逸结合的原则,大脑细胞具有越用越灵活的特点。

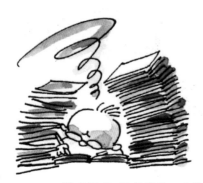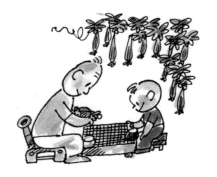

勤于思考,远离痴呆:大脑细胞具有越用越灵活的特点

知识点:代谢综合征

MS是指一组危险因素:腹部肥胖、血压高、血脂高、血糖高、脂肪肝等,易患糖尿病、卒中、冠心病,从而增加痴呆发生的危险。这些疾病使易患痴呆概率随着年龄增长而增高。

2. 接触社会,避免孤独

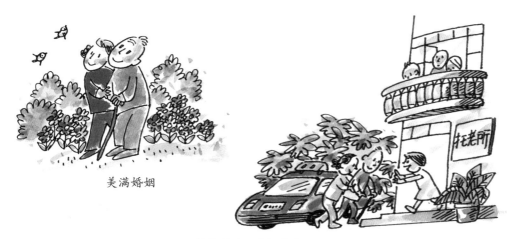

美满婚姻

接触社会,避免孤独

国外学者在一项针对中年人婚姻状态与晚年认知功能关系的研究中提示:排除其他因素,在中年丧偶和丧偶后未再婚者,晚年发生痴呆风险要高得多(为1~5倍)。

3. 预测痴呆的危险因素组合

一项来自欧洲学者的9个调查分析发现:对单个危险因素而言,多个危险因素的组合能更准确地预测痴呆的发生可能。

最有预测价值的因素依次为:决策(计划)能力下降、记忆困难(经测试证实)、记忆或认知障碍相关主诉、ApoE基因型、使用精神药物、严重的头部创伤、糖尿病、卒中、语言障碍。

随访期发生痴呆的独立预测因素:日常生活能力差、吸烟、有高血压而未控制者、教育程度低和女性性别。

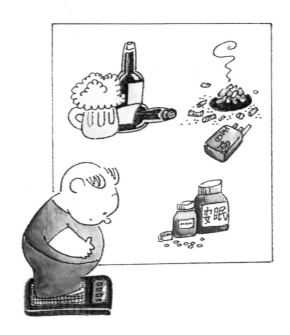

预测痴呆的危险因素组合之一

（四）早年积极防疾病　晚年远离痴呆

1. 控制血压

高血压病是脑卒中和血管性痴呆的主要危险因素,应使血压24小时内都能控制在较正常的水平且较少波动。

2. 治疗心脏疾病

冠心病、心功能不全可影响脑血液供应,诱发痴呆的形成和发展。

3. 控制血脂、血糖及血液黏滞度

高脂血症、糖尿病、高黏血症会影响脑灌流量及代谢,诱发痴呆的发生。

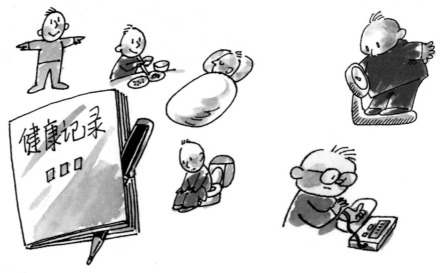

早年积极防疾病　晚年远离痴呆

4. 代谢综合征既害"心"又伤"脑"

研究表明,代谢综合征(MS)与认知能力、计划能力、神经运动功能损害和抑郁症状独立相关。

5. 及时检查:近期出现遗忘现象,应及时到神经内科或相关记忆门诊就诊,做相关检查(如影像学检查、量表测试等),以确定是否已患上痴呆,以便及时早期干预。

6. 血管性痴呆预防:如降低脑血管损害的发生,也就相应减少了血管性痴呆的发生风险。在脑血管损害的诸多危险因素中,高血压、糖尿病、肥胖以及心脏疾患等,都可以在年轻时加以治疗或开始治疗,或者在早年的生活习惯中就开始树立注意饮食等方面的良好意识。

第三章

痴 呆 的 症 状 和 诊 断

一、痴呆的主要表现

冯梦龙的八反,明代文学家冯梦龙在《古今笑史》一书记载了这样一段文字:"夜不卧而昼睡;子不爱而爱孙;近事不记而记远事;哭无泪而笑有泪;近不见而远见;打不痛不打却痛;面白却黑,发黑却白;如厕不能蹲,作揖却蹲;此老人'八反'也"。这些话从现代医学角度分析,代表了古人对于痴呆患者早期症状的认识。

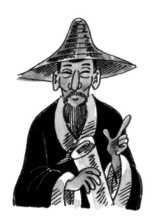

常见的临床表现主要有三大类:智能减退、处理日常生活问题的能力下降和精神症状等。

明代冯梦龙与《古今笑史》

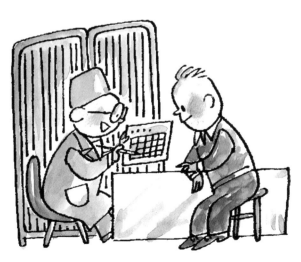

常见的临床表现有:智能减退、处理日常生活问题的能力下降和精神症状等

（一）记忆力下降

记忆力下降,常是首发症状,也是本病的突出症状。

（二）计算力下降

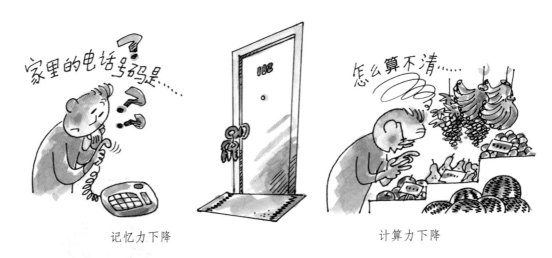

记忆力下降　　　　　　　　　　　　　计算力下降

（三）空间定向障碍

如出门后不认识回家的路而走错方向,经常迷路,后期甚至在自己家中也找不到自己的房间。

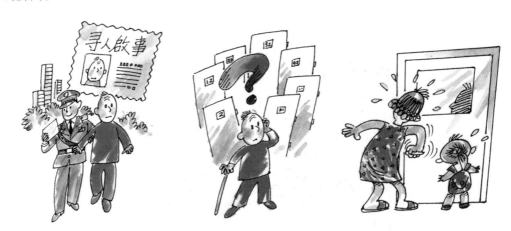

空间定向障碍：如出门后不认识回家的路、在自己家中也找不到自己的房间

（四）语言障碍

部分患者以语言障碍为首发表现。如,早期词不达意。

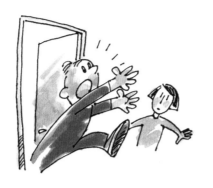
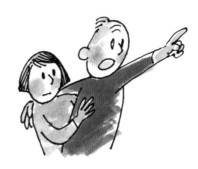

语言障碍：部分患者以语言障碍为首发表现。如，早期词不达意

（五）理解力和判断力下降

表现为对周围发生的事情不能作出相应的判断，不能正确处理工作、生活中的问题，在学习某项新技术时，因理解能力差而不得要领，工作能力下降，大事被忽略，琐事却纠缠不清。逐渐丧失工作能力，生活需要家人帮助，最终失去生活能力，完全依赖别人护理。

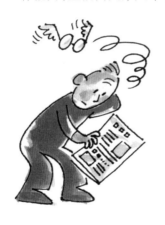
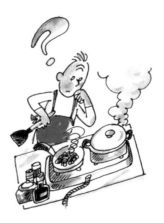

理解力和判断力下降，工作能力下降，对处理工作、生活中的问题感到费力

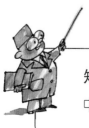

知识点： 充足的叶酸，有助于减少脑神经损伤造成的认知能力下降，对中老年人来说，更有需要补充一些（并非人人适宜）。

（六）情感和行为障碍

表现为多疑,易激动,反应淡漠,焦虑、坐立不安或欣快;出现妄想、错觉、幻觉,凭空听到实际不存在的声音,如已故亲友在讲话,一改以往的生活习惯,甚至收集废物、垃圾。

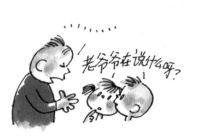
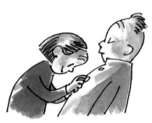
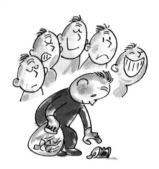

一改以往的生活习惯,甚至开始热衷于收集废品、垃圾

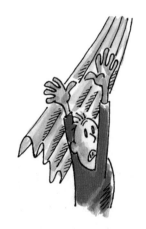
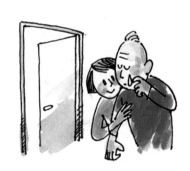

表现为多疑易激动

知识点:体质指数,又称体重指数。体质指数(BMI)公式:

$$BMI=体重[千克(公斤)]÷[身高(米)]^2$$

评价:超重、肥胖和重渡肥胖,以及偏瘦、消瘦。

二、痴呆的诊断

（一）问诊和病史

1. 病史和问诊：从患者及家属口中了解发病整个过程。

若患者近两年缓慢有记忆障碍现象，最近又有奇怪的行为举止，多属于AD。问诊结合病史是诊断的第一步。

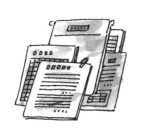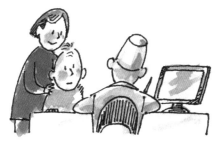

问诊和病史：医生了解发病整个过程；家人把病史事先整理好

家人把病史事先整理好，是行之有效的办法。

2. 医师的检查、诊断过程

（1）医师的检查：通过对患者身体症状、精神症状的检查，排除相似的其他疾患，结合患者受教育的程度等方面作出诊断。

（2）辅助检查：①神经心理量表检查：采用量表对患者记忆力等认知功能进行评估；②为明确诊断，或者掌握病情的程度进行脑CT（计算机体层摄影）或脑的MRI（磁共振）检查，它可以直接看到脑内部的形态；借助于放射性同位素技术的SPECT和PET检查还可了解脑组织的代谢状况。在使用放射性同位素检查中，脑的血流状况也可以清楚地看到。③血液指标，包括维生素B_{12}、叶酸等。

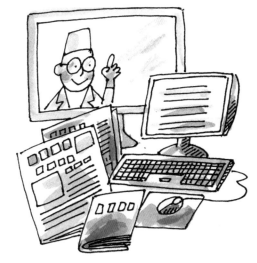

医师的检查：通过对患者身体症状、精神症状的检查，排除相似的其他疾患，结合患者受教育的程度等方面作出诊断

（3）如果确认痴呆，下一步应该项明确痴呆的程度、类型。造成该患者痴呆的原因是什么。把以上资料或结果与患者的精神症状一并加以考虑，分析后作出诊断。

（二）痴呆的诊断要点

从痴呆定义出发，痴呆是在无意识障碍时的智能缺损，故诊断时首先要排除意识障碍和注意力不集中的问题，这是诊断的关键。

1. 发病年龄

通常发病在老年期，65岁以后多见。

2. 起病形式

潜隐起病，缓慢进行性加重，到医院就诊时常常病程就已有2年以上甚至十余年。

3. 病史分析

为诊断本病提供一定依据。

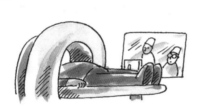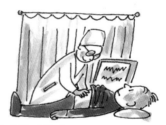

医师的检查，以及辅助检查

4. 临床特点

临床特点为记忆力明显减退或丧失。智力状况检查是诊断本病的主要依据，可以使用痴呆量表如简易智能状态量表，蒙特利尔认知评估量表，临床痴呆评估易表等对患者的认知功能进行筛查及全面评估，同时进行生活能力评估，评估其严重程度。

5. 辅助检查结果

脑电图检查可呈弥漫性节律紊乱和散在性慢波，头颅CT、MRI检查可见"脑萎缩和脑室扩张"。

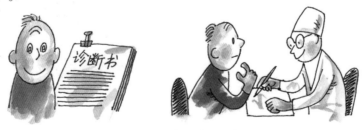

医师根据检查结果进行诊断告知

（三）痴呆早期诊断的可能性

1. 痴呆的早期诊断是一个世界性难题。通常,痴呆早期诊断包括3个方面：痴呆症状的早期发现、实验室检查和神经影像学诊断。

痴呆早期,常常已经出现记忆、思维、情绪及人格方面的改变,只是这些改变没能引起重视。

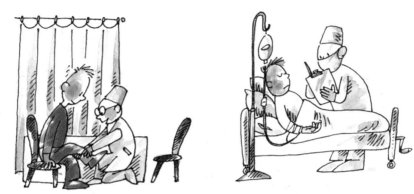

疾病的诊断需要基于疾病发生发展过程,甄别临床症状和体征,进行
系统性神经心理学测试,结合影像学及生物学标志物,鉴别诊断

2. 实验室检查

目前根据痴呆的成因,可以检测叶酸、维生素B_{12}、甲状腺功能等,检测血白细胞载脂蛋白E ε 4基因型则有助于阿尔茨海默病的早期诊断。

3. 神经影像学检查

是阿尔茨海默病早期诊断的重要手段,目前常借助正电子断层扫描（PET）采用特殊

知识点：轻度认知障碍

近年来,国际上提出轻度认知障碍的概念,所谓轻度认知障碍是指只是某一项认知功能出现障碍,但生活能力并不受到影响的情况,被认为是一种痴呆前状态。由此诊断老年性痴呆症会变得更容易。有报道指出,每年大约有12% ~ 14%的轻度认知功能障碍患者最后转化为老年性痴呆。

的示踪剂,可以在无症状时检测到 β-淀粉样蛋白沉积导致的老年斑。

三、痴呆的鉴别

痴呆与有类似表现的疾病的区别

有些疾病的临床表现可能与老年性痴呆的部分症状相类似,但借助这些疾病自身特征性的症状,仍然可与老年性痴呆相鉴别。

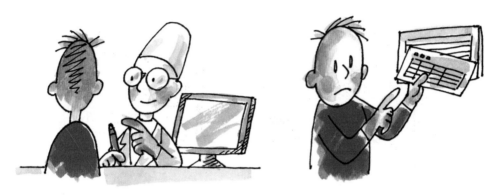

注意痴呆与有类似表现的疾病的区别

随着年龄的增长,人们会出现一定程度的脑萎缩,就如同头发从黑逐渐变白一样,是一种生理性改变,并不代表痴呆。只有少部分人,不仅影像学检查显示有明显的脑萎缩,以及某些病灶,而且还伴有头痛、头晕、记忆力减退,智能改变,这时才把这种脑萎缩称为"病理性脑萎缩",可能会发展为老年性痴呆。

知识点:老年性痴呆的概念如何理解

老年性痴呆的概念分有广义老年性痴呆和狭义老年性痴呆两种。前者指发生于65岁以上老年人的"老年期痴呆",包括老年性痴呆(即"阿尔茨海默病")、血管性痴呆、混合型痴呆和其他类型痴呆;后者专指广义老年性痴呆中的老年性痴呆(即"阿尔茨海默病")一类,即是本书所介绍的内容。

第四章

痴 呆 的 药 物 治 疗

痴呆是一种复杂疾病,其现有的药物治疗只能延缓病情的进展,部分可改善症状。

一、痴呆药物治疗的原则

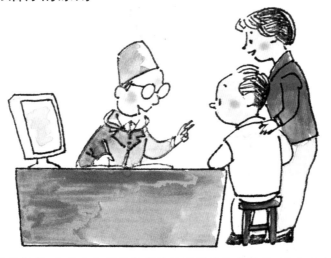

痴呆是一种复杂疾病,其现有的药物治疗只能延缓病情的进展,部分可改善症状,在痴呆预防、干预和照料方面采取行动,将会大大改善痴呆患者的生存质量

知识点:人种的差异与个体化治疗:根据药理学原理,同一种药物对不同种族的人来说,其效果和不良反应是有差异的。同样的道理,同一种药物对同种族的不同的人来说,其效果和不良反应也是有差异的。

（一）对症治疗

痴呆的治疗根据症状可分为两类：（1）改善认知功能的治疗：改善因认知功能减退所致记忆、智能下降的痴呆症状；（2）改善非认知性症状的治疗：改善或消除精神行为方面的异常。

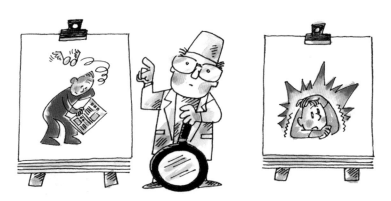

痴呆的治疗根据症状可分为两类：改善认知功能的治疗（左）；改善精神行为异常（右）

（二）个体化治疗

由于不同的患者在临床症状表现的差异造成在治疗上的侧重不同，其治疗原则亦需个体化。

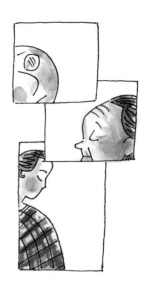

针对不同的患者的差异，在治疗上侧重不同，治疗原则是个体化原则

（三）综合化治疗

除了服药以外，还应重视患者的心理调节、智能训练、睡眠、护理等诸多方面，即给予综合康复治疗，才能取得较好的疗效。

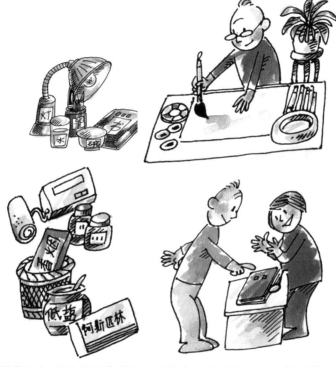

除了服药以外，还应重视患者的心理调节、智能训练、睡眠、护理等诸多方面

知识点：乙醇与饮酒量的换算公式

乙醇（酒精、克）＝酒精的度数（%）×0.8（乙醇的比重）×饮酒量计数（毫升）

60克酒精约折合150毫升，50度的白酒；

1 800毫升（3瓶）4度的啤酒；

750毫升（1瓶）10度的红葡萄酒

二、治疗痴呆的药物

目前,治疗老年性痴呆的药物主要有胆碱酯酶抑制剂、谷氨酸受体拮抗剂等。

(一)胆碱酯酶抑制剂

药名	用法用量	剂型
多奈哌齐(安理申)	口服。初始用量每次5毫克(1片),每日一次,睡前服用;并至少将初始剂量维持4~6周以上,才可根据治疗效果增加剂量至每次10毫克(2片),仍每日一次。	5毫克×7片

药名	用法用量	起始剂量	递增剂量	维持剂量	剂型
重酒石酸卡巴拉汀胶囊(艾斯能)	口服。每日2次,与早、晚餐同服。	1.5毫克(1片),每日2次。	推荐起始剂量为1.5毫克(1片),每日2次;如患者服用至少4周以后对此剂量耐受良好,可将剂量增至3毫克(2片),每日2次;当患者继续服用至少4周以后对此剂量耐受良好,可逐渐增加剂量至4.5毫克(3片),以至6毫克(4片),每日2次。	1.5~6毫克(1~4片)/次,每日2次。	1.5毫克×28片

药名	用法用量	剂型
石杉碱甲片(双益平、哈伯因)	口服。每日2次,每次100~200微克(2~4片),每日量最多不超过9片,或遵医嘱。	50微克×40片

(二)谷氨酸受体拮抗剂

药名	用法用量	剂型
盐酸美金刚(易倍申)	口服。治疗第一周的剂量为每日5毫克(半片,晨服),第二周每天10毫克(每次半片,每日2次),第三周每天15毫克(早上服一片,下午服半片),第4周开始以后服用推荐的维持剂量每天20毫克(每次一片,每日2次)。	10毫克×28片

（三）脑代谢激活剂

药名	用法用量	剂型
吡拉西坦（脑复康）片	口服。每日3次,每次0.8～1.6克（2～4片）,4～8周为一疗程。	0.4克×100片

药名	用法用量	剂型
奥拉西坦	口服。每日2～3次,每次2粒（800毫克）,或遵医嘱。	0.4克×24粒

药名	用法用量	剂型
茴拉西坦	口服。每天3次,每次200毫克（2粒）,疗程1～2月或遵医嘱。	0.1克×30粒

（四）脑循环改善剂

药名	用法用量	剂型
尼麦角林片	口服。每日20～60毫克（2～6片）,分2～3次服用。	10毫克×18片,10毫克×30片,5毫克×24片

药名	用法用量	剂型
双氢麦角碱片	口服。每日3次,每次1～2毫克（1～2片）,饭前服,疗程遵医嘱。	1毫克×50片

第五章

痴呆患者的照料

一、痴呆病程分期

按照认知功能衰退的情况,可以把整个痴呆病程分为7个阶段:

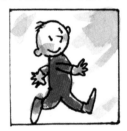

1期(无认知功能减退,无痴呆)

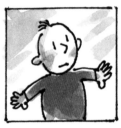

2期(可疑认知功能减退或极轻微的下降)

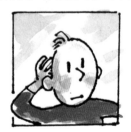

3期(轻度认知功能减退)

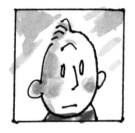

4期(中度认知功能减退)

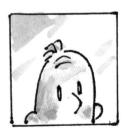

5期(中重度的认知功能减退)

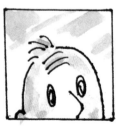

6期(重度认知功能减退)

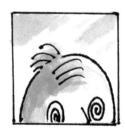

7期(极重度认知功能减退)

3期为轻度认知功能障碍；≥4期为痴呆。

二、痴呆患者的照料原则

在选择有效的护理方法之前,应先对疾病的严重程度进行评估,根据患者疾病严重程度,确定患者对护理的需求,并制订有效的护理计划或"方案"。

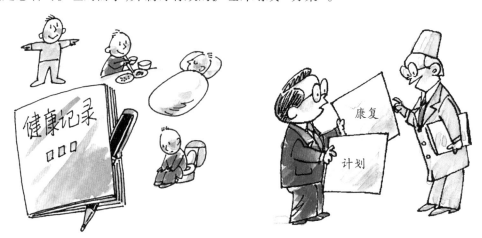

在选择有效的护理方法之前,应先对疾病的严重程度进行评估,并制订有效的护理计划或"方案"

(一)具体的照料原则

1.尽量保持患者原先生活环境中的各种事物恒定不变,必须改变时要采用缓慢渐进的方式。

2.应鼓励患者自己做力所能及的所有事情,同时给予必要的帮助。

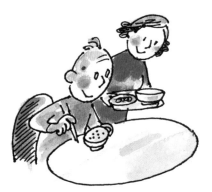

鼓励患者自己做力所能及的所有事情

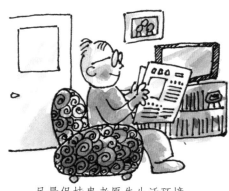

尽量保持患者原先生活环境

3. 简单原则
训练患者做简单事情,程序和步骤减到最少。

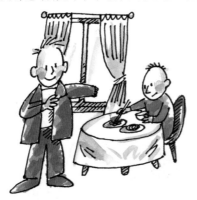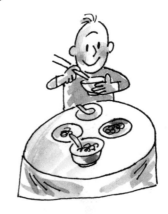

简单原则:训练患者做简单事情,程序和步骤减到最少

4. 耐心原则
照料者有足够的耐心与患者沟通。

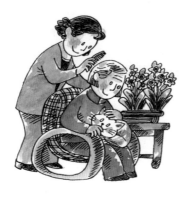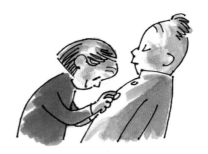

耐心原则:照料者有足够的耐心与患者沟通、帮助患者

知识点: 由于全球过早死亡人数的降低和人口寿命的延长,痴呆患病人数在持续增加。痴呆疾病所引发的问题是21世纪健康与社会照料领域的全球性挑战。

5.个体化原则

对不同患者的不同疾病阶段制订相应的计划。

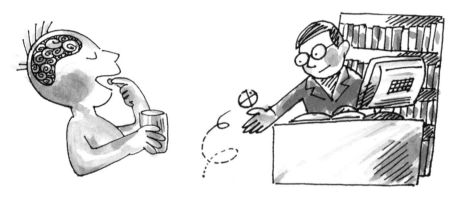

个体化原则：对不同患者的不同疾病阶段制订相应的计划

（二）家属及其邻居的理解和支持

来自"身边人"的鼓励和支持对痴呆患者的康复至关重要。

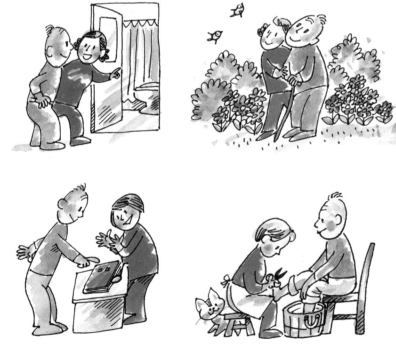

来自"身边人"的鼓励和支持对痴呆患者的康复至关重要

三、认知功能训练

（一）记忆训练

痴呆患者最早期也是最常见的症状就是记忆力障碍,有以下几种训练方法:

1.瞬时记忆（超短时记忆）：如,念一串不按顺序的数字,从三位数起,每次增加一位数,念完后立即让患者复述。

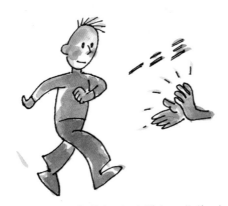

瞬时记忆：念一串数字,从三位数起,每次增加一位数,念完后立即让患者复述

2.短时记忆：给患者看几件物品,然后请他回忆刚才看过的东西。

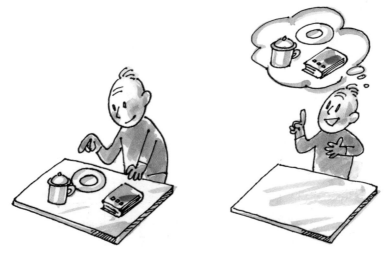

短时记忆：给患者看几件物品,然后请他回忆刚才看过的东西

3.长时记忆：让患者回忆最近到家里来过的亲戚朋友姓名。

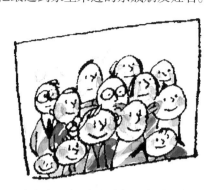

长时记忆：让患者回忆最近到家里来过的亲戚朋友姓名

4.提高患者主动性,关心日期、时期的变化,督促并帮助患者按规定的时间活动和休息。

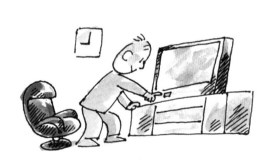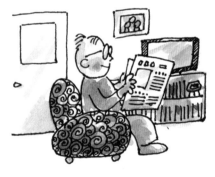

提高患者主动性：督促并帮助患者按规定的时间活动和休息

（二）语言训练

1.语言功能康复训练,训练要从简单到复杂,首先说数字"1、2、3…",再学说常用物品的名称,如灯、纸、笔、桌子……说短句、长句如"我要喝水,我不舒服……"等,多给患者念书读报。

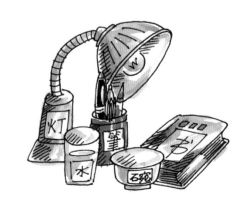

语言训练：学说常用物品的名称

2.指着物品请患者说出名称或在经常接触的用品上贴上标签,帮助患者识别物品的名称,如碗、灯、书等。

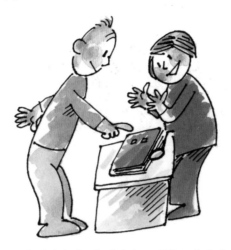

在经常接触的用品上贴上标签,帮助患者识别物品的名称,如碗、灯、书等

3.鼓励患者多与别人交谈。

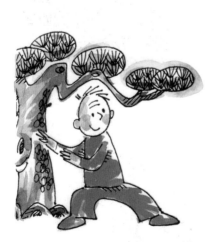

鼓励患者做力所能及的锻炼

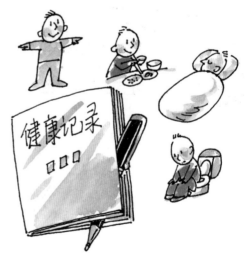

家属和照料者在平常生活中应多观察患者,如
精神、食欲、睡眠、两便等情况

4.家属和照料者在平常生活中应多观察患者,如精神、食欲、睡眠、两便等情况,以便
发现问题及时处理。

四、异常行为的护理

痴呆患者会出现异常行为,如四处游荡、躁动不安、拾捡破烂、激越、冲动、暴力行为、伤人毁物和不适当的性举动等。这些行为问题容易发生意外事件。照料时要特别注意防备。视具体情况可咨询专科医师。

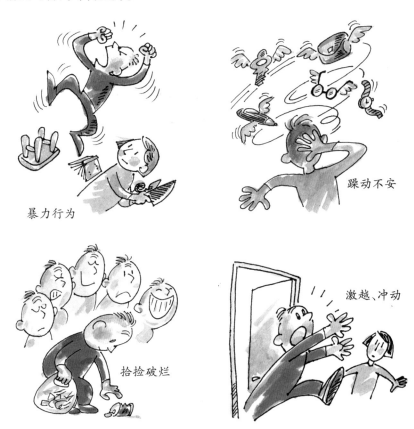

暴力行为

躁动不安

拾捡破烂

激越、冲动

痴呆患者会出现异常行为,照料时要特别注意防备

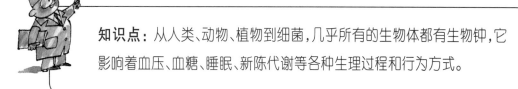

知识点: 从人类、动物、植物到细菌,几乎所有的生物体都有生物钟,它影响着血压、血糖、睡眠、新陈代谢等各种生理过程和行为方式。

五、日常生活的护理

（一）痴呆患者的饮食

饮食结构和营养摄入在痴呆发病和预后中扮演重要角色。

1.大量摄入维生素B_{12}和叶酸。

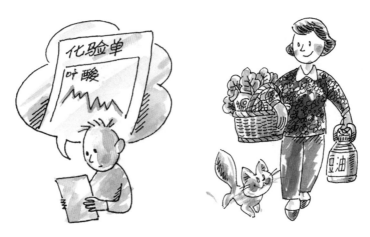

饮食结构合理、营养植入多样化

2.卵磷脂：是保证人体充分合成"乙酰胆碱"神经递质的重要营养素。蛋黄、大豆、动物内脏等含量丰富。

3."核酸食品"：随着年龄增长,体内延缓衰老的"核酸"逐渐减少,需要从食物中补充。吃含核酸丰富的食物有鱼虾类、蘑菇类、木耳、花粉、水果和新鲜蔬菜等。

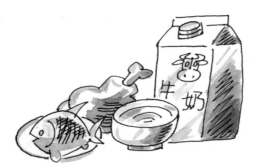

食物中的动物性优质蛋白应占蛋白质总量的50%

4.食物中的动物性优质蛋白应占蛋白质总量的50%,如果以素食为主,则应补充黄豆及其制品,每天不应少于60克。

5.戒烟限酒。

6.适量增加钙、铁、锌等的供给量,减少钠盐的摄入。少量多餐。

(二)痴呆患者的居家环境和日常生活注意要点

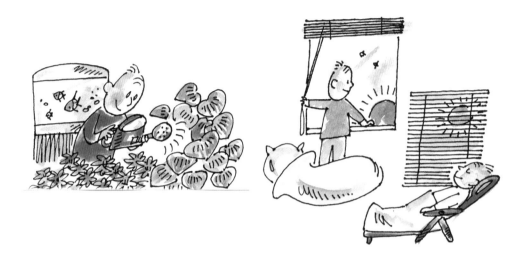

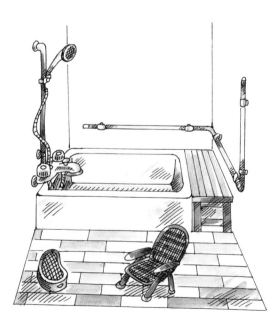
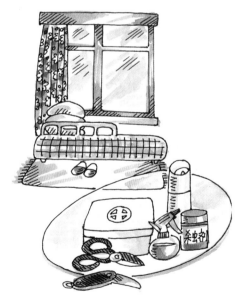

痴呆患者的居家环境和日常生活注意要点

1. 居室环境

（1）安全：如室内无障碍物，要防滑，床边有护栏，远离危险品。煤气、电源等开关要有安全装置。水果刀、剪刀等危险品要避免放在房间。

（2）舒适度：居室设施要简单，光线充足，经常通风，保持室内适宜的温湿度和安静。

（3）稳定：患者的生活环境要固定，不要频繁更换。

2. 睡眠

（1）保证良好的睡眠（质量）

如晚上不要摄食含咖啡、茶、乙醇、尼古丁的食品或过度饮食，入睡前用温水洗脚，不要进行刺激性谈话或观看刺激性电视等。对严重失眠者可给予药物辅助入睡。不要让患者单独居住一室，以免发生意外。应保证6～8小时的睡眠时间，夏天尽量午睡。

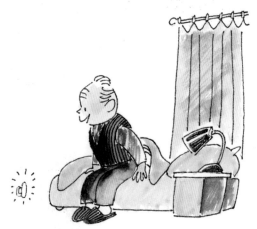

保证良好的睡眠（质量），应保证6～8小时的睡眠时间

知识点：日落现象

病情严重患者，表现出睡眠时间颠倒，夜间不睡，白天却睡眠增加；或每到傍晚或夜间精神症状加重，情绪激动、烦躁或躁动，甚至出现幻觉、妄想，多在冬天和家中自然光线减少时发生，这就是所谓的"日落现象"。出现日落现象需要即时咨询专科医师，可通过调整药物、居住环境等措施改善。

（2）注意防护患者在生活中遇到的其他问题列举

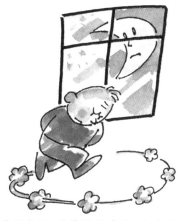 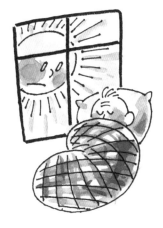

"日落现象"：病情严重患者，表现出睡眠时间颠倒，夜间不睡，白天却睡眠增加

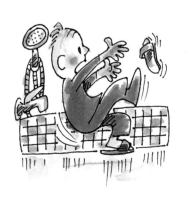

洗澡，尤其要注意防滑

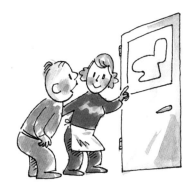

注意在房间的门上做好明显的引路标记便于上厕所；注意在如厕途中，做好明显的标记

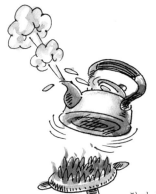 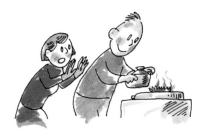

防止患者烧火等不安全行为

第六章

痴 呆 的 康 复 治 疗

一、痴呆的康复训练遵循原则

在康复训练前先要对患者的认知功能、运动功能进行全面的评估;根据患者情况制订个体化的治疗方案;注重日常生活活动能力的训练;尽量让患者自己完成;注意安全和运动量,做到循序渐进。

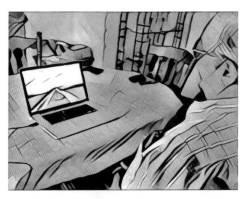

健康教育:康复治疗,要根据患者情况制定个体化的治疗方案

二、痴呆患者的认知功能训练

计算机辅助认知功能训练

认知功能康复最常用的方法是作业疗法。认知作业训练包括记忆力、定向力、注意

力、计算力、理解判断力和语言等方面的训练。目前已开发出多种专供认知康复的电脑软件，可直接在电脑上操作完成。此外，近年还出现了借助无创性经颅磁刺激（rTMS）提高患者认知功能的技术。

痴呆专用的认知训练方法：

（一）空间性再现技术（再学习技术）

空间性再现技术（再学习技术）：要求患者对记忆信息进行反复训练，并逐渐延长时间间隔。

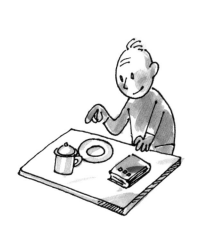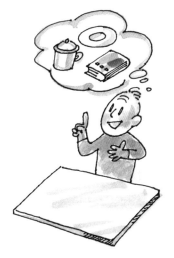

对患者进行记忆功能的训练

第六章　痴呆的康复治疗

121

知识点：积极预防

推荐对中年（45~65岁）及老年（＞65岁）高血压非痴呆人群采取积极治疗，以减少痴呆的发生。

对其他危险因素进行干预可推迟或预防1/3痴呆事件的发生，这些干预方法包括：更多的童年期教育，体育锻炼，维持社会活动，减少吸烟，管理脱发、抑郁、糖尿病和肥胖等。

（二）取消提示技术

取消提示技术：适用于集中学习特定的职业性技术,如计算机资料的输入,而不是靠记忆力的恢复。这种方法对轻度记忆障碍的患者比较有效。

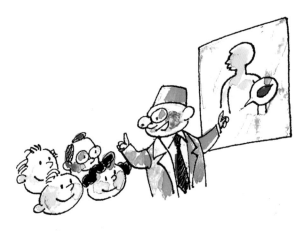

取消提示技术:适用于集中学习特定的职业性技术

（三）无错误学习技术

无错误学习技术：记忆障碍的患者在矫正错误上有困难,因而在早期学习时就要避免错误,这一技术能保证学习的正确性,可以与上一技术联合应用。

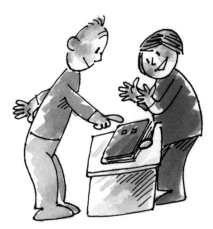

记忆障碍的患者在矫正错误上有困难,因而在早期学习时就要避免错误

（四）真实定向方法

真实定向方法：是一种以定向力为中心的综合痴呆训练方法。它的核心就是用正确

的方法反复提醒。

（五）确认疗法

确认疗法：确认疗法是尊重患者的错误感觉，它是一种以患者的情感异常行为为中心的疗法。使患者情感释放，与患者沟通。

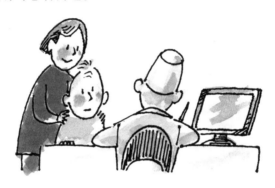

确认疗法是尊重患者的错误感觉，它是一种以患者的情感异常行为为中心的疗法

三、痴呆患者的运动功能训练

（一）运动功能训练的内容和适应情况

1.训练内容

医疗体操：如6分钟健脑操、单侧健脑操；医疗运动：如太极拳、八段锦、慢跑、散步等；形体益智法：如指掌运动，嘴、鼻、耳的运动。

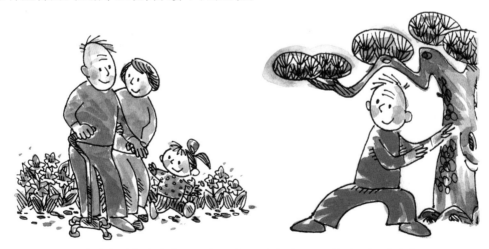

运动功能训练的内容：医疗运动，如太极拳、八段锦、慢跑、散步等

2.适应情况

早期痴呆患者进行,如打乒乓球、打羽毛球、下棋、打牌、钓鱼、慢跑、散步、打太极拳、做操等运动。

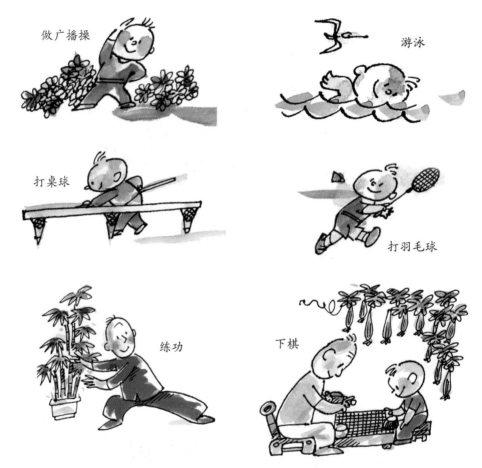

患者根据情况选择适合自己的运动

中期痴呆患者可以在家属陪伴下进行散步、简易手指操等运动。

现代医学研究发现,练太极拳时在大脑皮质形成一个特殊的兴奋区,而其他区域则处于抑制状态,这样就使大脑得到充分的休息,从而打破疾病的病理兴奋区,改善中枢神经系统的功能,起到健脑的作用。由于太极拳强调气息的调理,呼吸较深,因此,能使自主神经系统的紊乱得到调整和改善。练太极拳还有利于提高人体活动的平衡性和协调性,这对神经系统也是一种锻炼。同时练太极拳对心血管系统、呼吸系统、消化系统等都有积极的影响。

（二）"6分钟健脑操"——"高桥式健脑操"

"6分钟健脑操"在日本称为"高桥式健脑操"。一共有20节。

1.上下耸肩

两脚分开与肩同宽,全身放松,然后尽量将两侧肩膀上抬,保持片刻,再将肩膀迅速落下。重复8次。

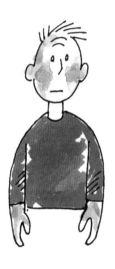
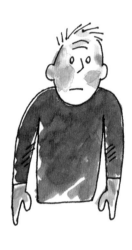

上下耸肩

2.背后举臂运动：两臂交叉并伸直向后。重复10次。

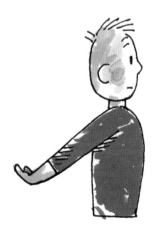
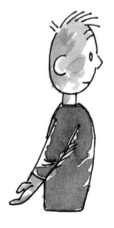

背后举臂运动

3. 叉手前伸

双手交叉放于胸前,掌心向下,然后双手臂迅速向前伸出,同时迅速向下低头,使头部夹在伸直的两臂之间。重复10次。

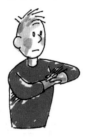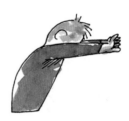

叉手前伸

4. 叉手转肩

两手掌五指交叉,掌心向下,以腰为轴心,向左右两侧转动肩部,转身的幅度要超过90°。左右交替各做5 ~ 10次。

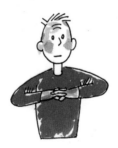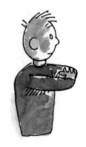

叉手转肩

5. 肩部前后活动

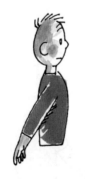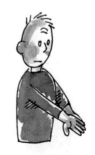

肩部前后活动

两肩向后尽量扩展,使肩胛骨尽量向脊柱靠拢;然后再将两肩向前回缩,使两肩尽量向胸前靠近,并使两手背靠在一起。重复10次。

6. 前后转肩

将肘关节屈曲90°,上臂转动,旋转肩关节。先由前向后旋转,再从后向前旋转。旋转的次数以肩部感到轻松为准。

以上6节操能使颈、肩部得到锻炼,从而改善大脑的血液循环,增强大脑功能。

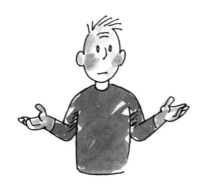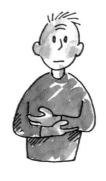

前后转肩

7. 点头摇头

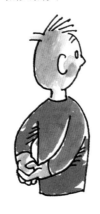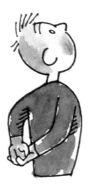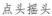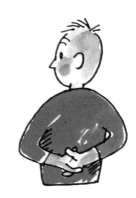

点头摇头

将双手放在背后,五指交叉,手轻触腰际,身体挺直。先做头部前倾后仰的动作,动作由轻到重,幅度逐渐加大。然后再做头部左右方向的倒下,幅度也是逐渐加大,最后要尽量使耳朵靠近肩部(但注意不要用肩膀去迎耳朵)。最后再做摇头运动,尽量向左右转头,可以平着转头,也可以向上仰45°转头。

这节操有醒神爽气作用,做完后会感到头部舒畅,思路敏捷。

8. 扭转脊柱

两手臂放松,自然下垂,两手半握拳。身体向左右转动,向左转时用左拳击打左腰部,向右转时右拳击打右腰部。转身的幅度逐渐加大,左右交替重复10次。

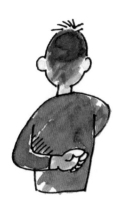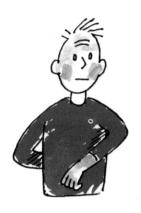

扭转脊柱

9. 张嘴伸指

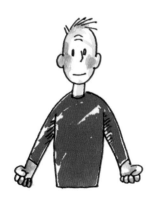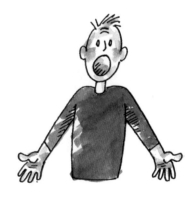

张嘴伸指

先垂手站立,掌心向前,再将双手用力握紧成拳,同时将两侧嘴角向下方撇,使嘴成"∧"形,坚持一会儿。再将嘴尽量张大,像大喊"a"的口型(也可以大声喊出),在张大嘴的同时将握拳的五指猛然伸开,指与指之间尽量张开,如枫叶状。重复10 ~ 20次。

这节操中的张嘴要求像婴儿张大嘴哭喊那样尽量把嘴巴张大。不要不好意思,样子虽然不雅,但能给大脑以很好的刺激,改善整个头部的血液循环,加强脑部供氧,促进和活跃脑功能。

10. 出手抓物

将两手放在胸前,五指尽量伸展,随后猛然向前伸出两臂,同时像抓东西似的用力将手握成拳头。重复5次。

做上述动作时要注意伸指、握拳均必须用力。

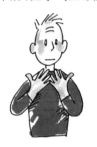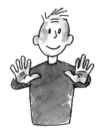

出手抓物

11. 搓擦双手

双手合掌,来回摩擦,至掌心发热为止。再用右手掌摩擦左手背,反之,用左手掌摩擦右手背。各摩擦10 ~ 20次。

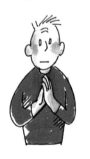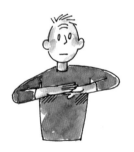

搓擦双手

12. 手攥四指

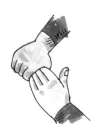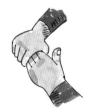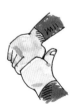

手攥四指

用右手轻轻攥住左手示指、中指、无名指和小指,一松一紧地攥,从左手指尖逐渐向指根方向移动。连续反复做几次,注意节奏感。然后再换成左手攥右指。

13. 四指攫拇

分别用左右手的示指、中指、无名指和小指将大拇指攫在掌心,有节律的反复用力攫几遍,攫时双手同时用力。

以上10 ~ 12节的动作有安神醒脑作用,可以刺激位于手部的各个穴位,使人精神饱满。

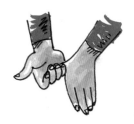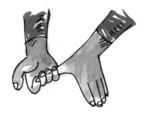

四指攫拇

14. 屈指数数

像屈指数数时那样,先将双手的大拇指同时屈曲,再屈曲双手示指(食指),如此依次屈曲5个手指,最后呈握拳状。然后从小指开始,依次伸直手指。重复5 ~ 10次。

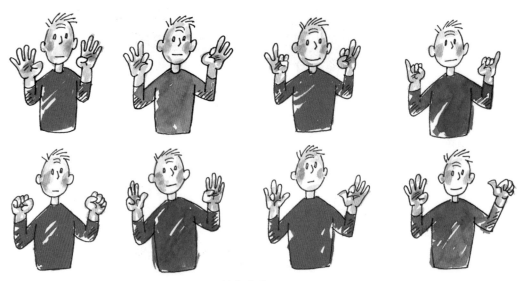

屈指数数

接着再做双手非对称性的屈指运动,即当左手屈曲拇指时,右手要屈曲小指或其他手指：或者左手屈曲拇指,右手伸展拇指。这些动作刚开始做时会比较难,要聚精会神慢慢做,做错了必须重来,不能敷衍。

15. 垂手摇摆

放松手腕,下垂,先上下迅速扇动,就像鸟扇动翅膀,做20次。然后横的方向来回甩手,也做20次。

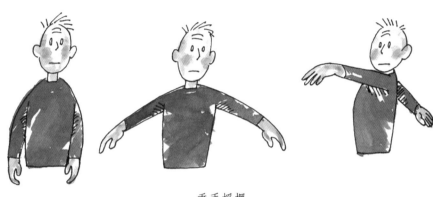

垂手摇摆

16. 指压颈后

即按天柱穴（后发际正中旁开1.3寸处,左右各一）。双手交叉抱于颈后,先用大拇指按准穴位,2～3秒后松开。接着再按压2～3秒,再放开。两拇指要同时用力,重复10次。

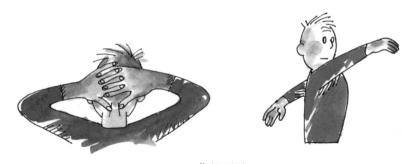

指压颈后

然后按摩该穴位,以天柱为圆心,拇指呈顺时针或逆时针交替按摩直径2～3厘米的区域。

这节动作能调整自主神经,改善大脑血液循环。

17. 指压手两侧

双手拇指有节奏地按压头两侧和耳部上方,指压力量以酸胀明显为度。
这些部位有能提高脑力,活跃思维的穴位。

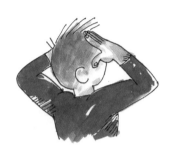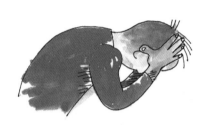

指压手两侧

18. 指压颈两侧

像第16节那样手抱脑后,用拇指从耳朵后方圆形的骨头下方开始,向下按压至颈部中段。按压时要有节奏地逐渐向下移动。

19. 举臂呼吸

双手合掌放在胸前,将两手心紧贴着向头顶正上方举起,同时深呼吸。在双手到达最高处时,全身都用力伸展一下。

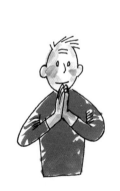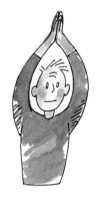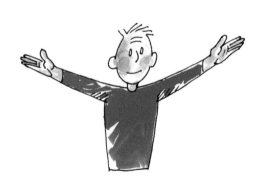

举臂呼吸

然后双手分开,两臂伸直由身体两侧平衡落下,同时呼气。重复5～10次。

20. 控制意念

两腿分开站立,与肩同宽,腿部放松,两臂下垂,掌心向外置于身体两侧,双手拇指与其他四指使劲张开,每个指头都要用力,大拇指指向身后。两眼注视正前方,在头部不动的基础上,逐渐将目光移至离脚尖二三米远处。然后调整呼吸,即小腹用力,口微张,缓慢地向外均匀吐气,再迅速放松小腹,深吸新鲜空气入体内。如此反复数次。

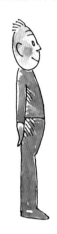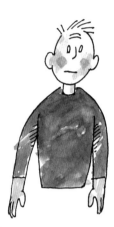

控制意念

这个动作可以放松情绪,安定神志。

从16 ~ 20节的动作,实际上是结合按摩和气功的内容。这部分动作可以让65岁以下的老年人练习,年龄过大者只需练习前15节就可以了。

133

知识点:计算运动量:每人的运动量通过公式来计算(每分钟)。

运动时心跳数 = 安静时心跳数 + (最大心跳余力 × 运动强度)

= 安静时心跳数 + [(最大心跳数 - 安静时心跳数)× 运动强度]

注:①安静时心跳数:早上睡醒未下床前的心跳数;②最大心跳数:210 - 实际年龄;③最大心跳余力:最大心跳数 - 安静时心跳数;④你允许达到的运动强度:最大心跳余力 × 百分数(80%、60%、40%、20%等)。

以上这套益智健脑操费时不多,动作不难,运动量适宜,只要坚持练习,就能起到延缓大脑衰老,预防老年性痴呆的作用。

(三)单侧健脑操

人左半大脑主要分管理性思维,右半大脑则主要负责形象思维。老年人随着年龄的增长,慢慢出现记忆力减退,思维滞钝等现象。这说明大脑功能出现了衰退,如果能及早加强锻炼,就能阻止或延缓这种衰退的进展。单侧健脑操就是通过左半侧的运动来提高大脑功能,达到健脑增智,预防老年性痴呆的作用。

1. 举臂运动

身体直立,平视前方,双手臂自然下垂。左手紧握成拳,左前臂屈曲90°并慢慢上举,举至上肢伸直。然后慢慢弯曲左前臂,由左侧缓缓放下,恢复垂手直立的姿势。

进行上述运动时,左臂要一直使劲,不能放松。动作要平稳,呼吸自然,重复5～10次。

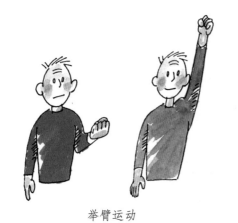

举臂运动

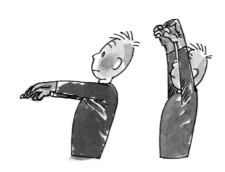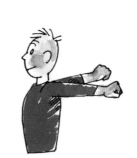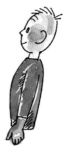

划弧运动

2. 划弧运动

直立不动,左臂平举于身体左侧,然后慢慢上举,直至左臂直立,再以相反顺序放下左臂。

这节操要注意身体保持平衡,头部直立,双目平视,头部不要侧向右侧,也不要靠向左臂。动作要连贯,不要停顿。重复5～10次。

3.抬腿运动

仰卧,双腿伸直,两手臂平放在身体两侧,上身不可弯曲。左腿伸直上抬,抬至与身体垂直。再将左腿倒向左侧,直至与身体平齐,但不要使左腿碰到床面。然后按相反顺序返回,最后恢复仰卧姿势。

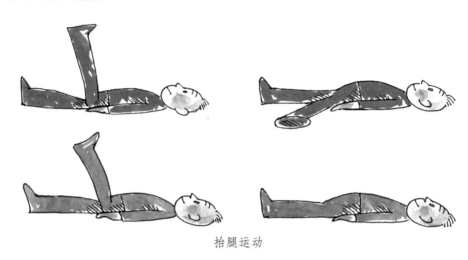

抬腿运动

做这节操时,左腿必须最大限度地伸直,不能弯曲。重复5～10次。

4.侧卧运动

先直立,再向左侧躺倒,以左手和右脚尖支撑身体,使身体呈三角形。然后弯左膝,转为跪姿,再起身直立。

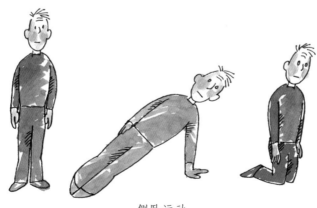

侧卧运动

这节动作在倾斜侧身横卧和弯膝跪地时,要停顿10～20秒时间。重复5～10次。

5.俯卧运动

俯卧撑姿势,先双臂弯曲,将左腿向上方抬起,至最大限度为止,上身重心落在左臂,右臂尽量不要用力。然后左腿逐渐放下,双臂伸直。再重复作俯卧撑2次。

这节动作次数由少逐渐增多,视体力而定。开始时运动不能过大、过猛,以免损伤腰和臀部肌肉。

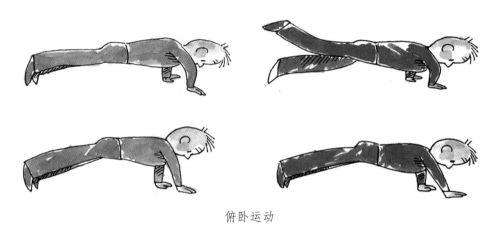

俯卧运动

（四）手指操

中国的成语"心灵手巧"反映了"心"与"手"的关系,而"心灵"实则指的是头脑灵活,思维敏捷。中医学认为"十指连心""阳气起于四肢之末"。这说明通过运动手掌和十指,可以过到健脑、防治痴呆的目的。

1.对指按摩法

这是一种与气功相结合的运指健脑方法。人端坐椅子上,保持身体自然和舒适,头部不要偏斜,放松肩部和颈部,眼睛似闭非闭,嘴唇似开非开,舌尖轻抵上颚,两腿平行分开,与肩同宽。按这样的姿势坐好后,开始运气,运气时全身放松,注意力集中在"丹田"部位（肚脐下3寸）。从鼻子吸气呼气,呼吸细长而均匀,吸气时小腹向外突起,呼气时小腹随之变凹变平,同时默念"运指健脑,智慧无穷"。连做10次呼吸,再进行对指按摩练习。

做对指按摩时,呼吸要自然均匀,两臂轻轻用力夹紧肋部,两手掌平举于胸前,距胸前30厘米左右,十指朝上,掌心向内,双眼渐渐睁开,凝视手掌,像读书的样子,注意力集中在十指尖。运指时将两侧大拇指的指尖分别对住同侧的食指指尖,两大拇指同时沿示指向下按摩,当按摩到指根时,将拇指移到中指根部再沿中指向上按摩,至中指指尖。然后再将拇指移到无名指指尖,沿无名指屈侧向下按摩,最后是小指。四个指头全部按摩完毕后,再沿原路返回,将四指按相反方向按摩1遍。重复3遍后合掌凝神,将注意力收回至丹田处,十指交叉,相互搓擦指缝。最后将双手掌放回大腿上,静坐2分钟即可完毕。

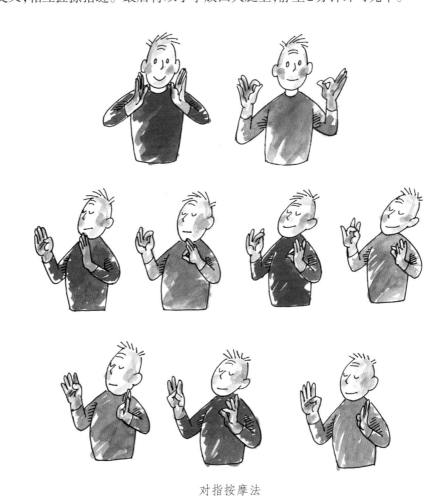

对指按摩法

知识点:气功是中国古代传统的健身方法,患者在严格遵守医生医嘱的前提下进行适当的气功锻炼,是可以的。但如果一味迷信气功的效果,自行减少或停用医生处方的药物,对疾病无益。

2.搓捏掌指法

先双手在胸前合十,上下搓动,动作稍快,连续推压四五十次。压掌完毕后,两手分别握拳,将大拇指握入掌心,而其余四指紧握拇指,一紧一松,反复用力握二三十次。最后右手握住左手食指、中指、无名指和小指,用力握紧,一紧一松,做二三十次。再换另一

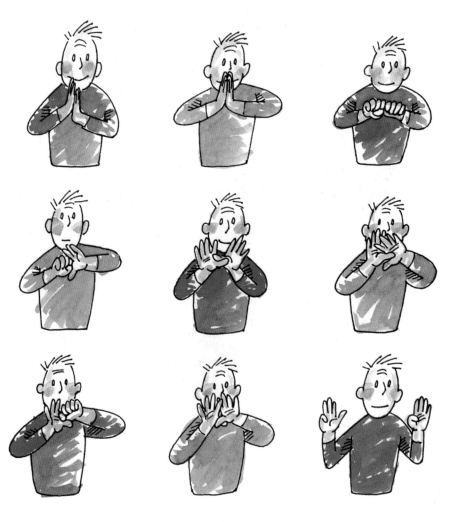

搓捏掌指法

只手按上述方法运动。注意做的时候只要用力,一般都能起到清脑爽脑、消除大脑疲劳的效果。

3.不对称运动游戏

（1）屈指：左右双手同时做屈指动作,左手屈拇指,右手同时屈小指；或者左手屈示指,右手屈无名指。动作由慢到快,做一段时间后,左右手交替再做。

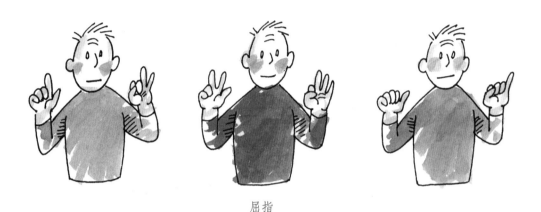

屈指

（2）指鼻子指眼：一人握住患者伸出的一只手掌,并拍打其掌心。患者的另一只手用食指按在鼻尖上,其余四指握拳。助手每打患者掌心一次,嘴里同时喊"鼻子"、"眼"、"嘴巴"、"耳朵"等指令。除喊"鼻子"时患者的手指不动外,在喊其余指令的瞬间,患者要迅速地将食指指向所喊指令的部位。这种游戏对训练早期老年性痴呆患者的反应能力、判断能力有一定帮助。

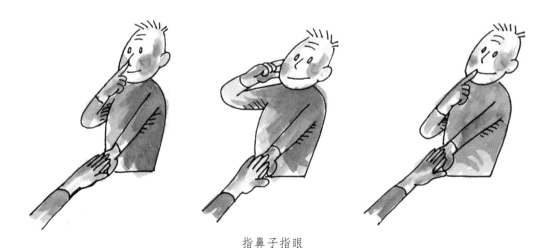

指鼻子指眼

（3）摩膝敲膝：左手伸开,掌心紧按在左膝头；右手握拳,拳头搁在右膝上。喊"开始"后,左手沿大腿前后摩擦,右手同时用拳头上下敲打膝盖。

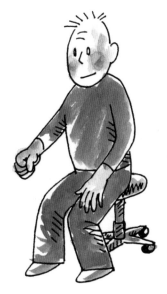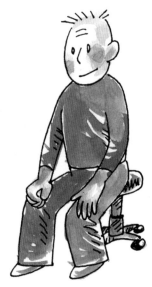

摩膝敲膝

这个游戏开始做的时候,双手动作总会不自觉地同步,反复练习后双手才会逐渐适应各自的动作。这时别人可以大喊一声"换",要求左右手突然变换动作。如此反复练习,分别锻炼左右大脑的功能。

附录

附录1　赫—雅（Hoehn—Yahr）分级

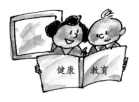

0级
没有可见的症状

1级
症状仅涉及一侧肢体
症状较轻
行动不便,但没有丧失能力
通常表现为单个肢体震颤
周围的人会发现患者在姿态、运动和面部表情等方面的变化

2级
症状波及双侧肢体
很轻的功能障碍
姿势和步态受到影响

3级
肢体运动明显减慢
早期的站立平衡或行走平衡损害
有比较严重的功能障碍

4级
症状很严重
还能走有限的距离
身体僵硬,运动迟缓
生活不能自理
震颤可能比刚开始时减轻

5级
恶病质阶段
完全运动不能
不能站立和行走
需要持续的护理

　　处于0～2级范围的患者可以被称为"早期轻度",处于3级的患者可以被称为"中期中度",处于4～5级范围的患者属于"疾病晚期"。有些患者处于相邻两个级别之间的模糊阶段,很难确切划分。

附录2　帕金森病统一评分量表

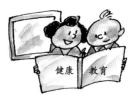

帕金森病统一评分量表（unified Parkinson's disease rating scale，UPDRS），是一个纵向描述帕金森病过程的分级工具。主要由四部分组成：Ⅰ.心理状态、行为和情绪；Ⅱ.日常生活活动；Ⅲ.运动检查；Ⅳ.治疗的并发症。这些项目的得分通过对患者的检查和询问获得。分值越高,帕金森病症状越重。

Ⅰ.心理状态、行为和情绪

1.智力损害

智力损害
0＝无影响
1＝轻度智力损害,持续遗忘,能部分回忆过去的事件,但无其他困难
2＝中等记忆损害,有定向障碍,解决复杂问题有中等程度的困难,在家中生活功能有轻度但肯定的损害,偶然需要提示
3＝严重记忆损害伴时间利(经常有)地点定向障碍,解决问题有严重困难
4＝严重记忆损害,仅保留人物定向,不能作出判断或解决问题,生活更多需要他人帮助,根本不能一人独处

2.思维障碍（由于痴呆成药物中毒）

思维障碍（由于痴呆或药物中毒）
0＝无
1＝有生动的梦境
2＝良性幻觉,但仍有自知力
3＝偶有或常有的幻觉或妄想,无自知力,可能影响日常活动
4＝持续的幻觉、妄想或明显的精神病,不能自我照顾

3.抑郁

抑郁
0＝无
1＝悲观和内疚时间比正常多,但持续时间不超过数天或数周
2＝持续抑郁(1周或更长)
3＝持续抑郁伴自主神经症状(失眠、食欲减退、体重下降、兴趣降低)
4＝持续抑郁伴自主神经症状和有自杀念头或意向

4. 主动性

主动性
0＝正常
1＝缺乏自信,比较被动
2＝对选择性(非常规)活动无兴趣或动力
3＝对每天的(常规)活动无兴趣或动力
4＝退缩,完全无主动性

Ⅱ.日常生活活动(确定"开"或"关")

1.言语

言语
0＝正常
1＝轻度受影响,仍能听懂
2＝中度受影响,有时重复后才听懂
3＝严重受影响,经常重复后才听懂
4＝经常听不懂

2.唾液分泌

唾液分泌
0＝正常
1＝口腔内唾液分泌略有增多,可有夜间流涎
2＝中等程度的唾液分泌过多,可能有轻微流涎
3＝明显唾液增多伴流涎
4＝明显流涎,需持续用纸巾或手帕擦拭

3. 吞咽

吞咽
0＝正常
1＝极少呛咳
2＝偶然呛咳
3＝需进软食
4＝需留置胃管或胃造瘘进食

4. 书写

书写
0＝正常
1＝轻度缓慢或字体变小
2＝中度缓慢或字体变小,所有字迹均清楚
3＝严重受影响,部分字迹不清楚
4＝大多数字迹不清楚

5. 刀切食物和使用餐具

刀切食物和使用餐具
0＝正常
1＝稍慢和笨拙,但不需要帮助
2＝慢和笨拙,但能切大多数食物,需要某种程度的帮助
3＝需他人切食物,但还能自己缓慢进食
4＝需要喂食

6. 穿衣

穿衣
0＝正常
1＝略慢,不需帮助
2＝偶尔需要帮助扣纽扣和将手臂伸进衣袖里
3＝需要相当多的帮助,但还能独立做某些事情
4＝完全需要帮助

7. 个人卫生

个人卫生
0＝正常
1＝稍慢,但不需要帮助
2＝淋浴或盆浴需要帮助,或做个人卫生很慢
3＝洗脸、刷牙、梳头和洗澡均需帮助
4＝留置导尿或其他机械帮助

8. 翻身和整理床单

翻身和整理床单
0＝正常
1＝稍慢且笨拙,但无需帮助
2＝能独立翻身或整理床单,但很困难
3＝能开始翻身或整理床单,但不能独自完成
4＝完全需要帮助

9. 跌跤(与冻结无关者)

跌跤(与冻结无关者)
0＝无
1＝偶有
2＝有时有,少于每天1次
3＝每天平均1次
4＝多于每天1次

10. 行走中冻结

行走中冻结
0＝无
1＝少见,可有启动困难
2＝有时有冻结
3＝经常有,偶有因冻结跌跤
4＝经常因冻结跌跤

11. 行走

行走
0＝正常
1＝轻度困难,上臂不摆动或有拖步倾向
2＝中度困难,但稍需或不需帮助
3＝严重行走困难,需要帮助
4＝有帮助也不能行走

12. 震颤

震颤
0＝无
1＝轻度,不常有
2＝中度,令患者烦恼
3＝严重,许多活动受影响
4＝更严重,多数活动受影响

13. 与帕金森病有关的感觉主诉

与帕金森病有关的感觉主诉
0＝无
1＝偶然有麻木、针刺感或轻微疼痛
2＝经常有麻木、针刺感或轻微疼痛,并不难受
3＝经常有疼痛感
4＝极度疼痛感

Ⅲ. 运动检查

下列（18～31）项目中,每一项目的计分值用0、0.5、1.0、1.5、2.0、2.5、3.0、3.5、4.0,5个等级中的4个等级有0.5的高低之差。得分越高,帕金森病症状越重。

1. 语言（表达）

语言（表达）
0＝正常
1＝轻度表达、措辞困难和（或）语音降低
2＝单音调、含糊但可听懂，中度受损
3＝明显损害，难以听懂
4＝无法听懂

2. 面部表情

面部表情
0＝正常
1＝略呆板，可能是正常的"面无表情"
2＝轻度但肯定是面部表情差
3＝中度表情呆板，有时双唇张开
4＝面具脸，几乎完全没有表情，双唇张开1/4或更多

3. 静止性震颤（面部、嘴唇、下颌、右上肢、左上肢、右下肢和左下肢分别评定）

静止性震颤（面部、嘴唇、下颌、右上肢、左上肢、右下肢和左下肢分别评定）
0＝无
1＝轻度，不常有
2＝小幅度而持续，或中等幅度间断存在
3＝中幅度，多数时间存在
4＝大幅度，多数时间存在

4. 手部动作性或姿势性震颤

手部动作性或姿势性震颤
0＝无
1＝轻度，动作时出现
2＝中等幅度，动作时出现
3＝中等幅度，持物或动作时出现
4＝大幅度，影响进食

5. 强直（患者取坐位，放松，以大关节的被动活动来判断，可以忽略"齿轮样感觉"，颈、右上肢、左上肢、右下肢和左下肢分别评定）

强直 （患者取坐位，放松，以大关节的被动活动来判断，可以忽略"齿轮样感觉"，颈、右上肢、左上肢、右下肢和左下肢分别评定）
0＝无
1＝轻度，或仅在镜像运动和加强试验时可查出
2＝轻到中度
3＝明显，但活动范围不受限
4＝严重，活动范围受限

6. 手指拍打试验（拇示指尽可能大幅度、快速地做连续对掌动作，右手、左手分别评定）

手指拍打试验（拇示指尽可能大幅度、快速地做连续对掌动作，右手、左手分别评定）
0＝正常（≥15次／5秒）
1＝轻度减慢和（或）幅度变小（11～14次／5秒）
2＝中等障碍，有肯定的早期疲劳现象，运动中可以有偶尔的停顿（7～10次／秒）
3＝严重障碍，动作起始困难或运动中有停顿（3～6次／5秒）
4＝几乎不能执行动作（0～2次／5秒）

7. 手运动（尽可能大幅度、快速地做连续的伸指握拳动作，两手分别做，分别评定）

手运动（尽可能大幅度、快速地做连续的伸指握拳动作，两手分别做，分别评定）
0＝正常
1＝轻度减慢或幅度变小
2＝中度障碍，肯定有早期疲劳现象，运动中偶有停顿
3＝严重障碍，动作起始时经常犹豫或运动中有停顿
4＝几乎不能执行动作

8. 轮替运动（两手垂直或水平作最大幅度的旋前和旋后动作,双手同时做,分别评定）

轮替运动（两手垂直或水平作最大幅度的旋前和旋后动作,双手同时做,分别评定）
0＝正常
1＝轻度减慢或幅度变小
2＝中度障碍,肯定有早期疲劳现象,运动中偶有停顿
3＝严重障碍,动作起始时经常犹豫或运动中有停顿
4＝几乎不能执行动作

9. 腿部灵活性（连续快速地脚后跟踏地,腿完全抬高,幅度约为3英寸（7.5厘米）,分别评定）

腿部灵活性（连续快速地脚后跟踏地,腿完全抬高,幅度约为3英寸（7.5厘米）,分别评定）
0＝正常
1＝轻度减慢或幅度减小
2＝中度障碍,肯定有早期疲劳现象,运动中偶有停顿
3＝严重障碍,动作起始时经常犹豫或运动中有停顿
4＝几乎不能执行动作

10. 起立（患者双手交叉抱胸从直背木或金属椅子站起）

起立（患者双手交叉抱胸从直背木或金属椅子站起）
0＝正常
1＝缓慢,或可能需要试1次以上
2＝需支撑扶手站起
3＝向后倒的倾向,必须试几次才能站起,但不需他人帮助
4＝没有帮助不能站起

11. 姿势

姿势
0＝正常直立

1＝不很直,轻度前倾,可能是正常老年人的姿势
2＝中度前倾,肯定是不正常,可能有轻度的向一侧倾斜
3＝严重前倾伴脊柱后突,可能有中度的向一侧倾斜
4＝显著屈曲,姿势极度异常

12. 步态

步态
0＝正常
1＝行走缓慢,可有小步曳行,但无慌张步态或前冲步态
2＝行走困难,但不需要帮助,可有某种程度的慌张步态、小步或前冲
3＝严重异常步态,行走需帮助
4＝即使给予帮助也不能行走

13. 姿势的稳定性（突然向后拉双肩时所引起姿势反应,患者应睁眼直立,双脚略分开并做好准备）

姿势的稳定性（突然向后拉双肩时所引起姿势反应,患者应睁眼直立,双脚略分开并做好准备）
0＝正常
1＝后倾,无需帮助可自行恢复
2＝无姿势反应,如果不扶可能摔倒
3＝非常不稳,有自发的失去平衡现象
4＝不借助外界帮助不能站立

14. 躯体少动（梳头缓慢,手臂摆动减少,幅度减小,整体活动减少）

躯体少动（梳头缓慢,手臂摆动减少,幅度减小,整体活动减少）
0＝无
1＝略慢,似乎是故意的,在某些人可能是正常但幅度可能减小
2＝运动呈轻度缓慢和减少,肯定不正常,或幅度减小
3＝中度缓慢,运动缺乏或幅度小
4＝明显缓慢,运动缺乏或幅度小

Ⅳ. 治疗的并发症

A. 异动症：

1. 持续时间（异动症持续时间所占1天觉醒状态时间的比例——病史信息）

持续时间（异动症持续时间所占1天觉醒状态时间的比例—病史信息）
0＝无
1＝1%～25%
2＝26%～50%
3＝51%～75%
4＝76%～100%

2. 致残（异动症所致残疾的程度——病史信息可经诊室检查修正）

致残（异动症所致残疾的程度——病史信息可经诊室检查修正）
0＝无致残
1＝轻度致残
2＝中度致残
3＝严重致残
4＝完全致残

3. 痛性异动症所致疼痛的程度

痛性异动症所致疼痛的程度
0＝无致残
1＝轻微
2＝中度
3＝严重
4＝极度

4. 清晨肌张力不全

清晨肌张力不全
0＝无
1＝有

B. 临床波动：

5."关"是否能根据服药时间预测

"关"是否能根据服药时间预测
0＝不能
1＝能

6."关"是否不能根据服药时间预测

"关"是否不能根据服药时间预测
0＝不能
1＝能

7."关"是否合突然出现（如持续数秒钟）

"关"是否合突然出现（如持续数秒钟）
0＝不会
1＝会

8."关"平均所占每天觉醒状态时间的比例

"关"平均所占每天觉醒状态时间的比例
0＝无
1＝1%～25%
2＝26%～50%
3＝51%～75%
4＝76%～100%

C. 其他并发症：

9.患者有无食欲减退、恶心或呕吐

患者有无食欲减退、恶心或呕吐
0＝无
1＝有

10. 患者是否有睡眠障碍（如失眠或睡眠过多）

患者是否有睡眠障碍（如失眠或睡眠过多）
0＝无
1＝有

11. 患者是否有症状性位置性障碍（记录患者的血压、脉搏和体重）

患者是否有症状性位置性障碍（记录患者的血压、脉搏和体重）
0＝无
1＝有

附录3 简易智能状态量表（MMSE）

简易智能状态量表（Mini-Mental State Examimation，MMSE），于1975年由Folstein编制，是最具影响的认知功能障碍筛选工具之一。共19项，总分共30分，划分标准；文盲≤17分，小学程度≤20分，中学程度（包括中专）≤22分，大学程度（包括大专）≤23分。

	分数	最高分
定向力		
现在是 星期几？ 几号？ 几月？ 什么季节？ 哪一年？	（ ）	5
我们现在在哪里：省？ 市？ 医院？ 科室？ 第几层楼？	（ ）	5
记忆力	（ ）	3
现在我要说三样东西的名称，在我讲完后，请你重复一遍。请您记住这三样东西，因为几分钟后要再问你的（请仔细说清楚，每一样东西一秒钟）。"皮球"、"国旗"、"树木" 请您把三样东西说一遍（以第一次答案记分）		
注意力和计算力	（ ）	5
请您算一算100减去7，然后从所得数目再减去7，如此一直计算下去，请您将每减一个7后答案告诉我，直到我说"停止"为止（若错了，但下一个答案是对的，那么只记一次错误）。93 86 79 72 65		
回忆能力	（ ）	3
现在请你说出刚才让您记住的那三样东西："皮球"、"国旗"、"树木"		
语言能力		
（出示手表）这个东西叫什么？	（ ）	1
（出示钢笔）这个东西叫什么？	（ ）	1
现在我要说一句话，请您跟着我清楚的重复一遍。"四十四只石狮子"	（ ）	1
我给您一张纸请你按我说的去做，现在开始："用右手拿着这张纸，用两只手将它对折起来，放在您的大腿上"（不要重复说明，也不要示范）。	（ ）	3
请您念一念这句话"闭 上 您 的 眼 睛"，并且按它的意思去做。	（ ）	1
您给我写一句完整的句子（句子必须有主语、谓语、宾语）。	（ ）	1
这是一张图，请您在同一张纸上照样画出来（对：两个五边形的图案，交叉处有一个四边形）	（ ）	1

附录4　帕金森病和痴呆相关纪念日

1. 世界帕金森病日（World Parkinson's Disease Day）

1997年,在世界卫生组织（WHO）的支持下,欧洲帕金森病联合会（EPDA）鉴于帕金森病对人类危害的日益严重性和旨在唤起社会各界的关注,决定将每年的4月11日即帕金森病的发现者——英国内科医师詹姆斯·帕金森博士的生日定为"世界帕金森病日",以纪念这位PD研究的先行者并继承宣传其不尽的事业。EPDA在其纲领中明确宣布,帕金森病患者拥有以下权利:（1）被介绍给对帕金森病领域有特殊兴趣的医生的权利;（2）接受准确诊断的权利;（3）获得方便的帮助或服务的权利;（4）接受长期照顾的权利;（5）参与治疗过程的权利。

此后,这一活动得到了许多国家政府和非政府组织的支持和认可,许多国家的政府部门和社会各界都会选择在每年的4月11日这一天举办各种形式的帕金森病主题活动,宣传和普及帕金森病的相关知识。

从1997年4月11日被点亮的一支支蜡烛开始,帕金森病这一曾经没有得到应有重视但却给无数患者和家庭带来巨大痛苦的疾病终于引起了人们的重视。我国的许多城市专科医生和患者协会会在这一天举办多种形式的帕金森病科普公益活动。

2. 世界老年痴呆日（World Alzheimer's Day）

国际老年性痴呆协会于1994年在英国爱丁堡第十次会议上确定每年的9月21日定为"世界老年痴呆日"。每年在全世界的许多国家和地区都要举办这个宣传日活动。宣传日有许多患者、照料者、家属,以及科学家和临床医生参加,其目的是要对大众宣传、普及对老年痴呆预防的知识,使全社会都懂得老年痴呆的预防非常重要,应当引起足够的重视。

"世界老年性痴呆日"每年都确定一个宣传主题,并常办相关活动等。

3. 国际老人节（International Day of Older Persons）

随着全球进入老龄化社会,不论是发达国家还是发展中国家,关注老年人都是一种义不容辞的社会责任。为唤起全人类关注这个世纪之交的问题,联合国大会于1990年通过决议,确定每年的10月1日为"国际老人节"。此外,1992年第四十七届联大决定,将1999年定为"国际老人年"（International Year of Older Persons 1999）。

联大于1991年通过了"联合国老年人原则",其主要精神是:"独立、照顾、自我实现和尊严"。

4. 中国老人节（Chinese Day of Older Persons）

我国自古以来就以夏历九月九日——重阳节作为敬老节日,俗称"老人节"。据此风俗习惯,1988年,国务院将重阳节正式定为"中国老人节",提倡尊老、敬老、助老,使夏历"九月九"成为我国法定的老人节。

由于帕金森病和老年痴呆是典型的老年性疾病,主要发病人群为老年人,因此,庆祝老人节的一项重要内容就是关注和关心那些被帕金森病和老年痴呆困扰的老年人,动员社会的力量去帮助他们,给他们带去力所能及的帮助。

附录5 帕金森病和痴呆相关网址

欧洲帕金森病联合会

European Parkinson's Disease Association

http://www.epda.eu.com/

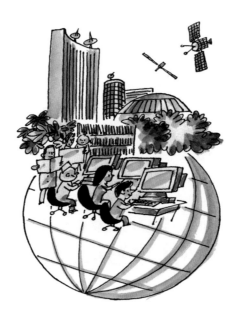

帕金森病和痴
呆相关网址

美国国家帕金森病基金会

National Parkinson Foundation, Inc.

http://www.parkinson.org/

美国帕金森病联合会

The American Parkinson's Disease Association

http://www.apdaparkinson.com/

加拿大帕金森基金会

The Parkinson Foundation of Canada

http://www.parkinson.ca/

中国ADC网

http://www.laonianchidaizheng.com/

中国家族性阿尔茨海默病研究注册登记

http://www.chinacfan.org/

香港老年性痴呆症协会

http://www.hkada.org.hk/ecmanage/pagel.php

美国老年性痴呆基金会

www.alzfdn.org/

美国国立老年学会老年性痴呆教育和转诊中心

http://www.nia.nih.gov/alzheimers

英国老年性痴呆协会

http://www.alz.co.uk

欧洲老年性痴呆协会

http://www.alzheimer-europe.org/

老年性痴呆协会

http://www.alz.org/

附录6 上海交通大学医学院附属瑞金医院帕金森病和阿尔茨海默病诊疗中心简介

上海交通大学医学院附属瑞金医院神经内科自1963年建科以来始终致力于以帕金森病和阿尔茨海默病为代表的老年性神经变性疾病的临床诊治和科学研究。学科创始人徐德隆教授曾为中央领导同志的保健医生。现任科主任陈生弟教授,医术精湛、治学严谨,是中国帕金森病、阿尔茨海默病等神经变性病研究领域的著名专家。

瑞金医院神经内科自40多年前徐德隆教授创立帕金森病专病门诊以来,规模由小变大、医疗技术推陈出新、社会影响和学术地位不断提升,近二十年来,又相继开设了老年记忆障碍等专病门诊,成立了帕金森病诊疗中心和阿尔茨海默病诊疗中心。目前,以两个中心为依托的专病门诊会聚了一大批优秀的临床医师和科研人员,他(她)们之中既有经验丰富的老专家,也有科研、临床均颇有建树的中青年骨干,还有一批锐意进取的年轻硕士生和博士生,专病门诊的诊疗水平和科研力量在全国名列前茅。由于坚持对每一位患者进行科学、系统和先进的治疗,全国各地的患者慕名而来,40多年来,专病的规模和影响逐渐扩大。已成为国内最大的神经变性疾病临床诊疗和基础科研的重要中心之一。近年来,为了更好地为患者提供更多人性化服务,依托专病门诊,瑞金医院神经内科于2007年又发起成立了瑞健帕金森病病友俱乐部,定期组织面向患者的讲座和活动。

2008年创办了国内首本科普杂志《瑞健帕金森病友》,定期出版并向广大患者及家属免费赠阅。

专病门诊的开诊时间分别为帕金森病专病门诊:每周二下午1:30～4:00;记忆门诊:每周三下午1:30～4:00。

附录7 痴呆涉及的法律和伦理学问题

1. 痴呆的诊断告知

由于老年性痴呆疾病的性质、部分病例可能继发后续的不良预后,患者本人或亲属并不总是希望患者得知疾病的诊断,因此诊断的告知常牵涉到法律和伦理问题。知情同意是医患关系的基础之一,因此是否直接告知及如何告知患者及家属诊断的真相是存在一定技巧和程序的。目前推荐在明确诊断后对患者进行如实告知,因为,告知诊断能够解释其对认知能力减退的疑惑,从而减轻受试者的焦虑程度,但在告知诊断前建议和患者亲属充分沟通和交流以将对患者的潜在伤害降到最低。

2. 痴呆患者个人权益的维护和预先指示的设立

首先,由于痴呆患者做出的法律决定可能被判定为失效,尤其对罹患痴呆后可能产生财产及其他经济纠纷的轻度认知功能障碍患者推荐提前进行起草遗嘱和生前遗嘱(living will)、做出医疗和研究参与决定、委托特定个体代理自己经济和医疗事务等法律步骤,这些可统称为预先指示。其中需要引起临床医师和患者重视的是生前遗嘱,即患者针对自己在失去自主决定能力后遇到的医疗决策问题所预先指定的计划,包括是否进行心肺复苏或机械通气、植物状态下生命支持设备的使用、无法进食后人工营养的使用、指定医疗决定的代理人等。由于痴呆患者最终都将随着疾病进展渐渐失去做决定的能力,因此,建议超过65岁以上的老年患者在疾病的早期,即轻度认知功能障碍阶段完成生前遗嘱的设立。